Trotz Hashimoto-Thyreoiditis Abnehmen

Leitfaden

in ein beschwerdefreies

schlankes

Leben

Inhaltsverzeichnis

- Ihre passende Diät - Low Carb - Und das am besten zuckerfrei
- Low Carb und seine Funktionsweise
- Die Low Carb Planung
- 10 goldene Regeln zu Low Carb
- Ernährungsempfehlung mit Low Carb
- Zuckerfrei? Das können Sie auch!

◆◆◆

- Sport – Gesundheitsbewusstes Krafttraining
- Nahrungsergänzungsmittel, die man mit als Hashimoto-Patient einnehmen sollte

◆◆◆

- Hashimoto und die Pille
- Auswirkungen von Stress auf Hashimoto

◆◆◆

Einleitung

Sind wir krank, geht es vorrangig um die Symptomatik, Diagnose und damit verbundene Heilung und Therapie. Nicht immer lassen sich alle Krankheiten und Beschwerden auch heilen. Im Zeitalter der Zivilisationskrankheiten stehen gesundheitliche Defizite hoch im Kurs. Auch die Autoimmunerkrankung der Schilddrüse gehört im Eigentlichen dazu. Hashimoto-Thyreoiditis, wie der Mediziner sie fachmännisch bezeichnet, ist eine chronisch anhaltende Entzündung der Schilddrüse. Ein weitreichendes Gebiet, das folgenreich seine Bahnen zieht. Das lateinische Wort „Glandula thyreoidea“ oder „Glandula thyroidea“ macht es den Betroffenen -im wahrsten Sinne des Wortes- schwer. Viele weisen einen gesteigerten Appetit auf, denn dem Körper fehlt letztendlich das Sättigungsgefühl. Die Entzündungsfaktoren nehmen einen negativen Einfluss auf die Sättigungshormone Lettin und Insulin. Im Prinzip schwebt der Organismus demzufolge im Ausnahmezustand. Hunger ist ein fortwährender Begleiter. Die übermäßige Ausschüttung von Cortisol führt zur mangelnden Appetitkontrolle. Für Außenstehende sind diese Menschen einfach nur zu dick, ohne ihren genauen Hintergrund zu kennen. Um die Thematik besser zu durchdringen, muss man das Miniorgan mit seiner Maxiwirkung aber auch verstehen. Unterhalb des Kehlkopfes befindet sich die Schilddrüse. Sie ist unscheinbar platziert und ähnelt durch zwei Seitenlappen einem Schmetterling. Bei Erwachsenen wiegt die Schilddrüse abhängig vom Geschlecht zwischen 18 und 25 Gramm. Ein Leichtgewicht, das dennoch gravierende Beschwerden auslösen kann. Dabei stehen zwei lebenswichtige Hormone im Vordergrund. Trijodthyronin und Tetrajodthyronin, die auch unter der kurzen Bezeichnung T3 und T4 bekannt sind. Die Energieversorgung aller Körperfunktionen wird durch ihr Zutun geleitet, vom Nährstoffwechsel, der Körpertemperaturregulation bis zum Respirativen System. Wenn man so will, ist die Schilddrüse der Verteiler der Energie, die wir durch Nahrung zu uns nehmen und beliefert so bei guter Funktionsweise den gesamten Körper. Die Nerven, Muskeln, Magen und Darm und selbst unser körperliches wie auch seelisches Befinden hängt von ihr ab. Die Schilddrüse leitet somit eine der wichtigsten Funktionen im Organismus und sollte keinesfalls unterschätzt werden. So klein sie auch ist. Demzufolge ist sie der funktionsgerechte Steuermann, der auch einmal versagen kann. Vielleicht gehören auch Sie zu den Betroffenen, bei denen das innere Gleichgewicht aus dem Lot geraten ist. Schleichend setzen die Prozesse ein und werden anfangs gar nicht wahrgenommen. Nicht selten verläuft der Beginn sogar völlig symptomlos. Trotzdem läuft in unserem Organismus etwas schief. Vorsorgeuntersuchungen in diesem Bereich finden noch nicht statt. Erst, wenn die ersten Symptome wie auch Defizite auftreten werden eine Anamnese und Diagnostik erstellt. Dieser Ratgeber soll Betroffenen helfen, ihre Krankheit zu verstehen und mit ihr umzugehen. Denn auch wenn Hashimoto-Thyreoiditis nicht heilbar ist, so ist es möglich, mit einer ganzheitlichen Therapie, beschwerdefrei zu leben. Dieses Buch zeigt Betroffenen den Weg dorthin, um den mühsamen endlosen Leidensweg zu verhindern, den zu viele Menschen vor Ihnen gegangen sind.

Hashimoto – Eine Krankheit mit vielen Gesichtern

Hashimoto Thyreoiditis ist eine chronische Krankheit und bleibt ein Leben lang bestehen. Der alltägliche normale Wahnsinn und man kann auch sagen, je größer der Stress, desto schlimmer wird die Autoimmunkrankheit. Sie als Betroffener können sicher ein Lied davon singen. Thyreoiditis ein Wort, eine Entzündung der Schilddrüse und diese breitet sich in etlichen Formen aus. Denn jede Form für sich stellt ein eigenständiges Krankheitsbild dar. So treten die Entzündungen akut, chronisch oder auch langsam verlaufend auf. Diese finden im Schilddrüsengewebe wie auch in bestimmten Arealen statt. Abwehrstoffe, die sogenannten Antikörper, gehen gegen die körpereigene Schilddrüse vor. Die eine Hälfte der Patienten lebt fast beschwerdefrei, die andere wird zu Frührentnern.

„Hashimoto macht unglücklich und dick", wie ein Betroffener dies wörtlich festhielt. Infolgedessen sind die Symptome und das Beschwerdebild stark differenziert und vielschichtig im

Verlauf. So zählen auch die Beschwerden mehr als die Messwerte und das sollte für jeden guten Endokrinologen im Vordergrund stehen. Eine gute Behandlung sollte nicht die Blutergebnisse, sondern stattdessen die Beschwerden des Patienten bekämpfen. Da der Stoffwechsel eines jeden Menschen einzigartig ist, muss auch die Therapie einer Schilddrüsenerkrankung immer individuell angepasst werden. Und das endet auch nicht beim Übergewicht und den damit verbundenen Leiden. Die Schilddrüse, die als Hormonfabrik gilt muss wieder ins Lot kommen.

Ob man einer Erkrankung an Hashimoto-Thyreoiditis vorbeugen kann, ist bis heute wissenschaftlich nicht eindeutig geklärt. Genetische Präventionen und die gesunde Ernährung, sind nach bisherigen Erkenntnissen der Forschung ausschlaggebende Faktoren, aber dennoch nicht allein verantwortlich. Ein jährlicher Check-up kann aber erste Hinweise liefern. Gerade dann, wenn ungewohnte Symptome wie Müdigkeit, Herzrhythmusstörungen und eine schleichende Gewichtszunahme auftreten. Hashimoto entwickelt sich langsam und stetig zu einer Volkskrankheit, die unaufhörlich ihren Verlauf nimmt.

Der Befund und das Befinden

Zwischen dem Befund und dem Befinden des Patienten liegen oft Welten. Es handelt sich um entzündliche Prozesse, die nicht immer klinische Symptome nach sich ziehen. Und es handelt sich um den gesamten Stoffwechsel, ein hochkomplexes System, dass die Wissenschaft zum aktuellen Zeitpunkt nur zu einem Bruchteil durchdringen konnte. Das Beschwerdebild könnte vielfältiger kaum sein, der Behandlungsspielraum der meisten Ärzte ist hingegen eher gering. So treffen immer wieder geschwächte Organsysteme auf einen optimalen TSH-Wert. Entscheidende Werte, wie T3, T4 und die entsprechenden Antikörper werden häufig gar nicht untersucht, obwohl sie für die Diagnose viel ausschlaggebender sind.

Für Ärzte und Patienten beginnt an dieser Stelle ein Spießrutenlauf. Unzählige Folgeuntersuchungen münden in falsche Therapien und letzendlich in Ratlosigkeit. Immer wieder kommt es vor, dass Patienten Jahre oder sogar Jahrzehnte von Arzt zu Arzt eilen, bis ihnen endlich die Diagnose "Hashimoto-Thyreoiditis" gestellt wird. Meist werden die Schilddrüsenwerte nach einer einmaligen Untersuchung nie wieder angefasst. Dabei ist den Ärzten bewusst, dass diese ebenso wie die dazugehörigen Symptome großen Schwankungen unterliegen können. Andere Betroffene leiden auch trotz einer Hormonbehandlung weiter unter den Folgen, weil sie falsch eingestellt sind oder keine ganzheitliche Therapie erfolgt. Dennoch sind viele Ärzte auf den Befund fixiert und nehmen das Leiden ihrer Patienten nicht ernst.

Einer der wichtigsten Ratschläge, die Sie sich zu Herzen nehmen sollten, wenn ihr Befund nicht mit ihrem Befinden übereinstimmt ist daher der, dass sie sich immer einen Arzt suchen sollten, für den ihr Befinden im Vordergrund steht. Suchen Sie sich Hilfe in Gruppen, die den gleichen Leidensweg durchlaufen sind und kompetente Ärzte weiterempfehlen können, die ihre Schilddrüse individuell und ganzheitlich behandeln. Die Entzündung der Schilddrüse ist nicht heilbar, die Beschwerden hingegen schon.

Hashimoto kurz erklärt

Hashimoto hört sich so fremd für uns Europäer an und so ganz weit weg, wie aus einem fernen Land. Die Krankheit wurde nach ihrem Entdecker und Arzt benannt und hat nichts mit Suzuki oder Kawasaki zu tun. Es geht nicht um Autos oder einen mystischen Ort, es geht um eine schleichende Autoimmunerkrankung. Sie mutiert in unseren Breitengraden zur Zivilisationskrankheit.

Hashimoto Thyreoiditis ist eine verursachte Schilddrüsenentzündung, die von einem fehlgeleiteten Immunsystem die Zellen der Schilddrüse nachhaltig zerstört. Und so nimmt das Dilemma seinen Lauf. Eine Erkrankung, in dessen Verlauf die Schilddrüse nicht mehr genügend Hormone produziert und die viele Jahre unentdeckt blieb. Erst in den letzten 20 Jahren stieg ihre Bekanntheit unter Ärzten langsam an, weshalb heute viele Betroffene behandelt werden können.

Die Auslöser, Symptome, Ursachen und Folgen werden in

diesem Buch weiter aufgeführt und erörtert. Eine Erkrankung die nicht heilbar ist, aber mit der man unter Anwendung bestimmter Regeln gut und beschwerdefrei leben kann. Denn für das eigene Wohlbefinden, sind Sie selbst verantwortlich und Sie können es in die Hand nehmen.

Hashimoto - Symptomatik und mögliche Ursachen

Leider sind die Ursachen von Hashimoto-Thyreoiditis noch nicht eingehend erforscht. Das bringt wiederum eine negative Beeinflussung anderer Körperfunktionen mit sich. Und so kann oft nur nach dem eintretenden Beschwerdebild gehandelt werden. Ein Teufelskreis, in dem erst einmal der rote Faden gefunden werden muss. Allen Anfang machen eine Ultraschalluntersuchung, die Sonografie, wie auch eingehende Blutuntersuchungen. So kommt man dem „Übel“ Schritt für Schritt auf die Spur. Fachärzte schließen sich mit gezielten Analysen, wie dem Szintigramm, oder einer Feinnadelbiopsie an. Diese kommen aber nur bei einem Verdacht auf bösartige Veränderungen und Entartungen in Betracht.

Folglich muss das fehlende Hormon „L-Thyroxin“ von außen zugeführt, und eine Normalisierung hervorgerufen werden. Die Frage ist nun, was verbirgt sich hinter Hashimoto-

Thyreoiditis und welche Symptome wie auch Ursachen kommen mit der Zeit zum Tragen. Denn eines ist im Vorfeld klar, die Defizite liegen im körpereigenen Abwehrsystem, das unglücklicherweise das Gewebe der Schilddrüse schädigt.

Und hiervon sind nicht nur, wie fälschlicherweise angenommen, die Altersgruppe zwischen 30 und 50 betroffen. Es kann jeden von uns treffen und Frauen umso häufiger. Das hängt wiederum mit dem Eintritt der Wechseljahre zusammen. Die Schilddrüsenentzündung wird oftmals durch die Wechseljahrsbeschwerden übersehen, oder auch fehlgedeutet. Übrigens unterlief dieser Fehler auch dem Namensgeber der Schilddrüsenerkrankung, ihrem Entdecker Dr. Hakaru Hashimoto (1881-1934), einem japanischer Arzt. Ein Pathologe und Chirurg, der die Autoimmunthyreoiditis den Frauen in den Wechseljahren zuschrieb. Erst später kam man zu der Erkenntnis, dass auch Männer, Kinder und Frauen anderer Altersklassen betroffen sind.

Der Tod sitzt im Darm. Eine schlechte Verdauung ist die Wurzel allen Übels. (Hippokrates)

Die sogenannte Autoimmunkrankheit betrifft den Menschen immer ganzheitlich. Das Immunsystem ist nicht mehr in der Lage zwischen „Gut“ und „Böse“ zu entscheiden. Die eigenen Zellen werden mit den Mitteln attackiert, die für schädliche Bakterien wie auch Viren vorgesehen sind.

Gesundes körpereigenes Gewebe erkrankt unter der dauerhaften Belastung. Wie es zu dieser „Fehlentscheidung“ kommt, ist bis heute noch unerforscht geblieben. Daher sind genau zu diesem Thema immer noch viele Fragen offen. Experten vermuten aber, dass die fatale Autoimmunreaktion möglicherweise durch virale Infekte wie auch bakterielle Infektionen in Gang gesetzt werden kann.

Auch hormonelle Schwankungen während der Pubertät oder der Wechseljahre sind verdächtigt, die Schilddrüsenkrankheit auslösen zu können. Die Neigung zu Hashimoto-Thyreoiditis, steckt aber auch in unseren Genen. Denn familiär bedingt, sind die Nachkommen von Betroffenen häufiger von dieser Schilddrüsenerkrankung betroffen. Dennoch wird sie nicht direkt weitervererbt. Bei Krankheitsfällen im Familienumfeld ist eine Erkrankung an Hashimoto wahrscheinlicher, nicht jedoch gewiss. Ebenso sollten Sie immer einen Arzt konsultieren, bevor Sie, im Falle genetischer Vorbelastung, präventive Maßnahmen ergreifen.

Wer Krankheitsfälle in der Familie entdeckt, sollte sich ebenso davor hüten, dass allseits angepriesene Jod als „Allheilmittel“ zu verwenden. Denn grade mit einer genetischen Vorbelastung sollten Sie Jod niemals ohne ärztlichen Rat wahllos zu sich nehmen. So kann es auch sein, dass Sie mit Ihrem Zutun die Krankheit vorzeitig zum Ausbruch bringen oder sie gar verschlechtern.

Sie haben es weiterhin mit zwei Verlaufsformen zu tun:

- **Verlaufsform 1:** Die **atrophische Form**, zerstört das Schilddrüsengewebe und das Organ verkümmert letztendlich.
- **Verlaufsform 2:** Die Schilddrüse vergrößert sich bei der klassischen Form und büßt somit ihre Funktion im Wesentlichen ein.

Die am häufigsten auftretende Form ist die **atrophische Form**. Bei dieser bildet der Körper Antikörper gegen Eiweiße der Schilddrüse, worauf hin diese sich verkleinert. Diese autoimmune Reaktion kann häufig durch bereits vorhandene Autoimmunkrankheiten ausgelöst werden. So ist auch eine krankheitsbedingte Entstehung durch Hepatitis C, oder Diabetes möglich.

Betroffene einer Autoimmunerkrankung haben grundsätzlich ein höheres Risiko, an weiteren Autoimmunkrankheiten zu erkranken. Allerdings sind die Ursachen von Hashimoto-Thyreoiditis vielfältiger, als zu nächst angenommen. So kann auch eine simple, verschleppte Grippe den Ursprung der Erkrankung darstellen.

Nach und nach treten bei Hashimoto-Thyreoiditis folgende Symptome auf:

- Heiserkeit
- Gedächtnisschwäche wie auch die Konzentrationsschwäche
- Unlust und Desinteresse
- Erhöhte Blutfettwerte
- Unerklärliche Gewichtszunahme
- Verstopfung
- Kälteüberempfindlichkeit
- Vermehrter Haarausfall und spröde Haare
- Brüchige Nägel
- Trockene Haut
- Verminderte Fruchtbarkeit
- Zyklusstörungen

Bedenken Sie auch, dass es zu neurologischen Ausfällen kommen kann. In den meisten Fällen treten Wortfindungsstörungen, chronische Müdigkeit, Persönlichkeitsveränderungen und depressive Phasen auf. Bekannt sind zudem psychiatrische Symptome und kognitive Defizite wie Psychosen, epileptische Anfälle, Verwirrtheitszustände und die Bewegungsstörung (Ataxie).

Bei besonders schweren Verlaufsformen kann selbst ein Koma nicht ausgeschlossen werden. In sehr seltenen Fällen kann eine langjährige Hashimoto-Thyreoiditis sogar zum Tod führen.

Für Ärzte und Betroffene ist es hier gleichermaßen schwer, zwischen Folgen der Schilddrüsenerkrankung und anderweitig erworbenen Krankheiten zu unterscheiden. So bemerken viele Betroffene erst nach einer erfolgreichen Therapie, dass neurologische Beschwerden nicht auf ihren persönlichen Werdegang, sondern auf durch Hashimoto ausgelöste hormonelle Störungen bedingt waren, die im Zuge der Hormonbehandlung plötzlich verschwanden.

Weitere Ursachen

- Rauchen
- Psychische Belastung und Stress
- Hormonschwankungen (Wechseljahre, Pubertät, Schwangerschaft)
- Zu hohe Jodzufuhr durch Zwangsjodierung unserer Lebensmittel
- Virus- und Bakterieninfektion
- Herzinfarkt

- Karzinome
- Unterforderung des Immunsystems durch zu hohen Hygienestandard
- Lektine in der Ernährung
- Gliadin (Bestandteil des Glutens)

Wer an Hashimoto-Thyreoiditis leidet, bei dem können weitere Folgeerkrankungen entstehen. So sind mehr als 25% der Erkrankten davon betroffen. Darunter fallen auch Systemerkrankungen, die wiederum mehrere Organe befallen.

Mögliche Folge- und Begleiterkrankungen

- Auge: die endokrine Orbitopathie Bindegewebe, Lupus erythematodes Sklerodermie, Sarkoidose
- Blut: Anämie, Morbus Werlhof, Perniziöse, Kälteagglutininkrankheit
- Darm: Morbus Crohn, Zöliakie, Colitis ulcerosa, Leaky-gut-Syndrom
- Eierstöcke: Endometriose, Polcystisches Ovar
- Gefäße: Morbus Wegener, Takayasu-Arterhiitis, Panarteriitis, Churge-Strauss-Syndrom

- Gelenke: Morbus Bechterew, Rheumatoide Arthritis, Sjörgren-Syndrom
- Haut: Lupus erythematodes, Vitiligo, Alopecia areata (Haarausfall)
- Herz: Rheuma, Herzrhythmusstörungen, Sarkoidose, Mistralklappenprolaps
- Leber: Primär sklerosierende Cholangitis, Primär biliäre Zirrhose, chronische Autoimmunhepatitis
- Lunge: Sarkoidose Magen, Chronische Autoimmungastritis
- Muskeln: Fibromyalgie, Dermatomyositis, Myasthenia gravis
- Nahrungsunverträglichkeiten: Laktoseintoleranz, Fruktosemalabsoption, Histaminintoleranz, Mastzellenaktivierungssysndrom Nebenniere, Morbus Addison (Nierenschwäche)
- Nerven: Polyneuropathie, Myasthenia gravis, Multiple Sklerose
- Niere: Lupus erythematodes, Glomerulonephritis Pankreas, Diabetes mellitus Typ 1
- Schilddrüse: Morbus Basedow

Gerade Herzerkrankungen steigen mit Hashimoto-Thyreoiditis vermehrt an. Denn es fördert eine vorzeitige

Arteriosklerose, die zu Verkalkungen der Gefäße führt. Facettenreich präsentiert sich die Schilddrüse in vielen Krankheitsformen und meist mit einem unvorhersehbar chronischen Verlauf. Heute noch gesund, scheint morgen die Welt in Bezug auf die Gesundheit verändert zu sein. Doch Hashimoto ist ein schleichender Prozess, der bereits lange vorher schon angeklopft hat. Nur wurden die Zeichen durch Unwissenheit nicht bemerkt.

Autoimmunkrankheit Typ Hashimoto

Ursachen

Mit gut 80% ist Hashimoto-Thyreoiditis die häufigste Form der Schilddrüsenentzündung. Frauen sind neunmal häufiger betroffen als Männer. Die Ursachen sind noch nicht hinreichend erforscht, jedoch scheinen Vorerkrankungen, hormonelle Veränderungen und Gene eine Rolle zu spielen. Ebenso steht ein vermehrter Jodkonsum im Verdacht. Dieser Umstand wird in den folgenden Kapiteln genauer erläutert.

Beschwerden

Die Beschwerden sind vielfältigst und betreffen alle Regionen des Körpers. Zu Beginn der Erkrankung kommt es meist zu einer "Hashitoxikose", einer vorübergehenden Überfunktion der Schilddrüse. Daraufhin folgen Symptome einer Unterfunktion, die allgemein dadurch charakterisiert sind, dass alle Stoffwechselvorgänge verlangsamt werden. Der Körper spart auf jede erdenkliche Weise Energie. Dadurch verschlechtert sich bei den Betroffenen die Temperaturregulierung, der Transport von Mineralien und Vitaminen, die Fähigkeit Muskeln aufzubauen und es entstehen irreparable Nervenschäden. Die eingesparte Energie wird stattdessen als Fett gelagert, was selbst bei einer ausgewogenen Ernährung zu Übergewicht führen kann.

Diagnose

Ein erster Hinweis auf die Erkrankung kann ein Bluttest ergeben. Untersuchungsgegenstand sind hierbei der TSH-Wert sowie die Schilddrüsenhormone fT3, fT4 und die entsprechenden Antikörper. Vorhandene Antikörper liefern hierbei den Hinweis für eine Entzündung der Schilddrüse. Fehlende Antikörper schließen das Vorliegen einer Hashimoto-Thyreoiditis allerdings nicht aus. Bei etwa 10-20% der Patienten können keine Antikörper im Blut gefunden werden, hier kann die Diagnose durch eine Ultraschalluntersuchung der Schilddrüse gestellt werden. Mit der Sonografie, dem Ultraschall, lässt sich durch die verminderte Echostruktur oder auch die gesteigerte Durchblutung, ein jeweils typisches Bild abgeben. So kann die Schilddrüse kaum noch erkennbar, verkleinert wie auch vergrößert sein.

Am Anfang einer szintigraphischen Untersuchung, wird erst ein unauffälliger Befund diagnostiziert. Im späteren Verlauf verringert sich dann die Kontrastmittelaufnahme und stellt den Ausdruck der Funktionseinbuße dar. Die Bestimmung verschiedener Antikörper-Werte im Blut, ist charakteristisch in der Diagnosefindung und der Schlüssel für die Abgrenzung zu anderen Autoimmunerkrankungen. Beweisend ist der Nachweis und die Erhöhung der Werte der Schilddrüsenperoxidase (TPO) nicht, da sich der TPO-Titer auch bei Morbus Basedow Patienten, mit einem normalen Struma findet. Selbst bei gesunden Menschen kann dieser Titer dann erhöht sein.

Therapie

Erforderlich, bei einer ursächlichen Therapie, sind im Akutzustand entzündungshemmende Medikamente. Diese können die Entzündungsphasen minimieren. Eine tatsächliche Heilung der Krankheit gibt es noch nicht. Denn eine Organzerstörung durch die Autoimmunabwehr, ist leider nicht mehr rückgängig zu machen, kann aber aufgehalten werden. Das Schilddrüsenhormon (L-Thyroxin) vermindert die Folgen der Hypothyreose und ist in Tablettenform einzunehmen. Um die Beschwerden in den Griff zu bekommen ist eine Umstellung der Ernährung notwendig, die in den folgenden Kapiteln weiter erörtert wird. Eine mögliche Ursache bei der Entstehung einer Hashimoto Thyreoiditis, ist die vermehrte Jodzufuhr. Daher ist von herkömmlichen Jodtabletten dringend abzuraten.

Subakute Thyreoiditis (Thyreoiditis de Quervain)

Ursache

Diese Schilddrüsenentzündung wird vornehmlich durch Viren ausgelöst und beschreibt sich durch den Begriff "subakut" als einen langsamen, weniger akuten Entzündungsverlauf, der zu unterschiedlichen Verläufen führen kann.

Beschwerden

Hierbei handelt es sich um Patienten mit einem klar definierten Krankheitsgefühl wie Schüttelfrost, hohem Fieber, grippeähnlichen Symptomen und einem lokalen Schmerz. Oft geht diesem Zustand eine Erkältung voraus. Diese schreitet mit einem Druckschmerz in der Halsregion fort. Auch die Ausstrahlung in den Kiefer und die Ohren ist zu verzeichnen.

Bei anderen Betroffenen verläuft die Schilddrüsenentzündung wiederum symptomlos ab. Im Gegensatz zur Hashimoto Thyreoiditis muss die subakute Thyreoiditis nicht chronisch verlaufen, sondern tritt meist nur saisonal gehäuft im Frühjahr oder Herbst auf. Durch die Zerstörung von Schilddrüsengewebe, kann sie langfristig aber zu einer bleibenden Unterfunktion führen, diese Verlaufsform tritt allerdings eher selten auf.

Diagnose

Wurde die Anamnese erstellt und eine körperliche Untersuchung erfolgte, wird im Anschluss eine Blutprobe entnommen, um nach allgemeinen Frühwarnzeichen zu suchen. In einigen Fällen sind die Schilddrüsenhormonwerte am Anfang des Krankheitsbildes erhöht. Aber auch eine deutliche erhöhte Blutsenkung sowie ein erhöhtes C-reaktives Protein zeichnen sich ab. Ein routinierter Schilddrüsenarzt erkennt das charakteristische Bild der erkrankten Schilddrüse im Ultraschall. Hier treten ein echoarmes Schilddrüsengewebe und unscharf begrenzte Lappen, in einem oder beiden Flügeln zum Vorschein. Da die subakute Thyreoiditis meist nach wenigen Wochen abklingt, kann sich auch das Bild der Schilddrüse im Laufe der Zeit wieder verändern.

Therapie

Im Vordergrund der Therapie steht die Entzündungsbekämpfung durch Cortison und die lokale Schmerzbehandlung. Meist normalisieren sich dann die Blutwerte und die Symptome verschwinden. In den meisten Fällen heilt die Erkrankung ohne bleibende Schäden und Spätfolgen aus. Um einen chronischen Verlauf jedoch auszuschließen, sollte eine nachträgliche Vorsorgeuntersuchung stattfinden.

Akute Thyreoiditis

Eine eiterige Entzündung der Schilddrüse steht hier im Fokus des Geschehens und wird vornehmlich durch Bakterien verursacht. Über die Blutbahn gelangen die Bakterien relativ schnell in die Schilddrüse und führen zu einer Druckempfindlichkeit, lokalen Schmerzen, Fieber, Schweißausbrüchen und Herzrasen sowie zu einem allgemeinen Krankheitsgefühl. Es handelt sich hierbei um eine sehr seltene Entzündung, die dennoch hin und wieder auftreten kann.

Weitere Formen

Es gibt noch weitere Formen, wie die postpartale Thyreoiditis die sich durch die lymphozytäre Thyreoiditis der Mutter, nach der Geburt ihres Kindes auszeichnet. Aber auch die Thyreoiditis nach einer Radiojod- oder Strahlentherapie. Folgeerkrankungen von Hashimoto Die teilweise erblich bedingte Autoimmunkrankheit nimmt sich nicht nur der Schilddrüse an. Sie kann auch gegen andere Teile des Organismus Antikörper bilden. So sind Hashimoto-Patienten deutlich häufiger als andere von etlichen Immunerkrankungen bedroht. Sind die Symptome nicht eindeutig auf die Hashimoto-Erkrankung zurück zu führen, sollte man andere Autoimmunerkrankungen keinesfalls ausschließen. Hierzu liefern Blutproben nähere Erkenntnisse. So treten bei etwa 25% der Erkrankten leider zusätzliche Autoimmunerkrankungen und Folgeerkrankungen auf:

- Anämie
- Zöliakie (Glutenunverträglichkeit)
- Colitis ulcerosa
- Chronisch entzündliche Darmerkrankungen
- Morbus Crohn
- Morbus Addison (Nebennierenrindeninsuffizienz)
- Vitiligo (Weißfleckenerkrankung)
- Diabetes (Zuckerkrankheit)

- Rheumatische Erkrankungen (Lupus erythematodes)

Oft bleiben die Folgeerkrankungen für einen längeren Zeitraum unentdeckt. Ist der Körper einmal mehr als sonst geschwächt, sollte man weitere Begleiterkrankungen nicht ausschließen. Ebenso können Autoimmunerkrankungen ursächlich für das Entstehen der Hashimoto-Thyreoiditis sein. Auch für die Fachärzte ist das mit einem nicht zu unterschätzenden, langwierigen Ausschlussverfahren zu überprüfen. Denn die Krankheit an sich ist meist keine eigenständige Erkrankung, sondern die Folge eines anderen Problems. So kann auch der eigene Lebensstil auf Dauer krank machen und dazu gehören eine nährstoffarme Ernährung und vermehrter Stress. Und schon beginnt ein Teufelskreis, der wiederum zu einer Übersäuerung führt. Auch unentdeckte Viruserkrankungen spielen eine nicht unwesentliche Rolle.

Demgemäß geht es nicht immer nur um die Symptombehandlung, das Problem „Hashimoto" muss ganzheitlich betrachtet werden. Der Darm benötigt in dieser Sache die größte Aufmerksamkeit. So können schon einfache Mittel Großes bewirken.

Verbotene Lebensmittel

Nicht alles, was augenscheinlich gesund ist, ist auch für Sie als Betroffener gut verträglich. Meist werden diffuse Beschwerden nicht auf gesunde Lebensmittel zurückgeführt. Das ist jedoch ein Trugschluss. So konnte erst durch wissenschaftliche Studien und Untersuchungen festgestellt werden, dass eine Vielzahl von Nahrungsmitteln von Hashimoto-Patienten nicht vertragen werden.

Dieses Kapitel erläutert, welche Lebensmittel Sie als Betroffener unbedingt meiden sollten, um anhaltenden Beschwerden aus dem Weg zu gehen.

Gluten

Viele Menschen mit einer autoimmunen Störung, teilen eines mit Ihnen: Darmprobleme. Es geht um den Darm, genauer gesagt um den Dünndarm, denn in diesem sind 80% unseres Immunsystems lokalisiert. Der Grund für diese hohe Konzentration der körpereigenen Abwehrkräfte ist, dass an dieser Stelle verhindert werden muss, dass Schadstoffe aus der Verdauung heraus in die Blutbahn gelangen.

Bei Hashimoto-Patienten kommt es nun durch die ständige Autoimmunreaktion zu einer Schwächung des Immunsystems, was auch die Abwehrkräfte im Darm betrifft. Dieser Umstand mündet langfristig in das sogenannte "Leaky-Gut-Syndrom". Das "Leaky-Gut-Syndrom", zu Deutsch "Undichter-Darm-Syndrom" bezeichnet selbstbeschreibend eine erhöhte Durchlässigkeit der Darmwand. Diese hat zur Folge, dass unverträgliche Nahrungsmittel aus dem Verdauungstrakt heraus ungehindert in den Blutkreislauf gelangen. Warum es sich bei Gluten um eines der Nahrungsmittel handelt, die genau diesen Vorgang befeuern wird im Folgenden erörtert.

Gluten - ein Angriff auf das Immunsystem

Bei Gluten handelt es sich um ein Proteingemisch aus den Stoffen Glutenin und Gliadin. Es ist ein Bestandteil verschiedener Getreidesorten wie Weizen, Dinkel, Roggen, Gerste, Hafer, Kamut und Einkorn. In der

Lebensmittelindustrie wird es in Verbindung mit Wasser als Klebstoff verwendet und bietet somit eine ideale Grundlage zum Brotbacken. Aus diesem Grund werden in der modernen Landwirtschaft immer glutenreichere Getreidesorten gezüchtet, um den gut gebräuchlichen Kleber zu produzieren.

Leider ist grade die klebrige Konsistenz von Gluten fatal für unseren Darm, denn hier bindet sich das Gluten an die Dünndarmwand und sorgt so für Immunstörungen und Verdauungsbeschwerden. Die im Gluten enthaltenen Gliadin-Komponenten binden sich an die Darmrezeptoren und zerstören so die Verbindungen innerhalb der Darmwand. Dies führt dazu, dass unvollständig verdaute Nahrungsbestandteile, aber auch Giftstoffe ungehindert in den Blutkreislauf gelangen können.

Die Folge ist eine Autoimmunreaktion auf die eindringenden Fremdkörper, welche den Gesamtzustand des Patienten deutlich verschlechtert. Natürlich ist die soeben beschriebene Dynamik für ein bereits geschwächtes Immunsystem fatal, allerdings gelten sie auch für Menschen, die nicht an einer Autoimmunkrankheit leiden. Einige Mediziner warnen daher generell vor dem übermäßigen Konsum von glutenhaltigen Nahrungsmitteln.

Gluten ist für alle Menschen weitgehend unverdaulich. Jeder von uns ist mehr oder weniger glutenintolerant. -

Daniel Leffler von der Harvard Medical School

Es gibt aber noch weitere Gründe, als Hashimoto-Patient auf Gluten zu verzichten. So fanden 2012 italienische Wissenschaftler heraus, dass die Aufnahme von Gluten durch die Nahrung den Bedarf an Schilddrüsenhormonen erhöht. Der Bedarf der Probanden, welche Gluten zu sich nahmen erhöhte sich hierbei um 49 Prozent. Nachdem die Probanden für elf Monate auf glutenhaltige Lebensmittel verzichteten war der Bedarf hingegen wieder auf den Normwert gesunken.

Abschließend lässt sich also sicher festhalten, dass Gluten für Betroffene von Autoimmunkrankheiten zweifelsfrei auf die Liste der verbotenen Lebensmittel gehört.

Glutenhaltige Lebensmittel:

- Weichweizen- und Hartweizengrieß
- Produkte wie Hafer, Weizen, Roggen, Dinkel, Urkorn, Kamut, Emmer und Grünkern
- Fertiggerichte: Soßen, Suppen mit gluthaltigen Bindemitteln
- Handelsübliche Teig- und Backwaren, wie Brot, Gebäck, Kuchen und Nudeln

- Fertige Puddings und Desserts Wurst- und Fleischwaren mit glutenhaltigen Bindemitteln, wie auch Gewürzen Konservenware mit glutehaltigen Zusätzen (Aromen und Gewürzen)
- Light-Produkte (Wenn Fett und Zucker durch glutenhaltige Stoffe ersetzt werden)
- Paniermehl
- Bier, Malzgetränke und Whisky
- Müsli mit Getreide-Zusatz
- Glutenhaltige Medikamente, Zahnpflegemittel und Kosmetika

Diese Lebensmittel wie auch Medikamente, sollten Sie so gut es geht vermeiden.

◆◆◆

Jod

Jod ist ein essentieller Bestandteil in der Ernährung und gilt als Baustein für die Produktion der Schilddrüsenhormone Trijodthyronin (T3) und Thyroxin (T4, Tetrajodthyronin). Das Thema Jod ist ein zweischneidiges Schwert. Steht nicht genügend Jod zur Verfügung, wird diesem Mangel durch das Größenwachstum der Schilddrüse entgegengewirkt, um mehr Jod aufnehmen zu können. So entsteht bei einem unregelmäßigen Wachstum eine Knotenbildung, das sogenannte Struma nodosa.

Wird im umgekehrten Fall zu viel Jod aufgenommen, kann das ursächlich für die Entstehung von Autoimmunerkrankungen wie Hashimoto-Thyreoiditis sein. Daher ist es enorm wichtig, das Maß der Jodzufuhr zu kontrollieren, es also weder als Heilmittel anzupreisen, noch zu verteufeln.

Richtwerte zu Jod (tägliche Dosis):

- Kinder je nach Alter 100-200 µg
- Erwachsene (unter 50 Jahre) 200µg
- Erwachsene (ab 50 Jahre) 180µg
- Schwangere 230µg
- Stillende 260µg

Tendenziell leiden die meisten Menschen in Deutschland an einem Jodmangel, weshalb seit 2007 viele Lebensmittel extra mit Jod versetzt werden. Für Hashimoto-Thyreoiditis

Patienten ist Jod auf der einen Seite genauso wichtig, wie für jeden anderen Menschen. Die Einnahme von Jod führt in den meisten Fällen jedoch zu einer kurzfristigen Verschlimmerung der Symptome und die Überdosierung von Jod kann sogar zu bleibenden Schäden führen. So fördert Jod in zu großer Aufnahme, die Antigenpräsentation des Immunsystems und sorgt für ein rasches Zellwachstum (Prolifertation).

Da Jod für die Funktionalität der Schilddrüse außerordentlich wichtig ist, sollte es in die langfristige Therapie mit einbezogen werden. Auf keinen Fall sollte über einen längeren Zeitraum auf Jod verzichtet werden. Zu Beginn der Behandlung ist es jedoch sehr empfehlenswert, zumindest solange auf stark jodhaltige Nahrungsmittel zu verzichten, bis sich der Entzündungsherd der Schilddrüse beruhigt hat. In dieser Zeit muss der Körper mit Nährstoffen und Antioxidantien aufgetankt werden sowie weitere Ursachen der anhaltenden Entzündung behoben werden. Erst danach kann Jod erneut zugeführt werden und trägt dann zur Regeneration und normalen Funktionsweise der Schilddrüse bei.

Welches Jod?

Wir fühlen uns auf der sicheren Seite, wenn wir das Jodsalz verwenden, das im herkömmlichen Sinne keines ist. Denn Jod ist nicht gleich Jod. So handelt es sich bei dem im Jodsalz befindlichen Jod um Iodat, um eine instabile Form des Jods, die sehr relativ ist und andere Moleküle angreift und somit natürlich keinesfalls der Schilddrüse zugutekommt. Denn Iodat hemmt sogar die Aufnahme des essentiellen Jods (Iodit) und es hemmt wiederum kompetitiv die Thyreozyten.

Für Autoimmunerkrankte ist es daher sehr viel gesünder, Iodit zu konsumieren. Die gesunde Form des Jod ist in Seefisch, Algen und Meeresfrüchten zu finden. Achten Sie daher genau darauf, was sich hinter Ihrem Jod wirklich versteckt. Überprüfen Sie auch die genauen Inhaltsstoffe Ihrer Jodtabletten, wie auch jodhaltigen Nahrungsergänzungsmitteln.

◆◆◆

Milch und Milchprodukte

Mit der Milch nehmen wir Schluck für Schluck tierische Hormone mit auf. Diese werden auch in allen Nebenerzeugnissen wie Hüttenkäse, Kefir, Jogurt, Eiscreme und Käse gleich postwendend mitgeliefert. Leider macht die Milch es nicht immer, wie die Werbung mit ihrem Spruch „Die Milch macht's“ das weiße Gold im Alpenpanorama präsentiert. Von der Tierhaltung wollen wir an diesem Punkt gar nicht sprechen.

Denn man muss heutzutage kein Tierschützer mehr sein, um zu wissen, dass die Kuhmilch, die eigentlich gedacht ist, um ein Kalb mit hormonähnlichen Wachstumsfaktoren möglichst schnell zu einem ausgewachsenen Rind heranwachsen zu lassen, nicht gesund für den menschlichen Körper ist.

Kühe sind anders als andere Veganer, wie beispielsweise Meerschweinchen, keine großen Sprinter. Kuhkälber hatten in der Evolutionsgeschichte überlebenstechnisch nur eine Strategie, Fressfeinden aus dem Weg zu gehen: indem sie sehr schnell zu wuchtig wurden, um sich mit ihnen anzulegen. Dass derselbe Hormoncocktail, der ein Kalb in kürzester Zeit zu einem tonnenschweren Rind großziehen soll, nicht genauso gut für den menschlichen Organismus ist, erklärt sich von selbst.

Milch ist ein Lebensmittel, dass wir sehr häufig konsumieren, etwa 20% unserer täglichen Ernährung geht auf milchhaltige Produkte zurück. Dabei besteht das schöne Bild, von der kalziumreichen Milch, die das Knochenwachstum anregt schon längst nicht mehr.

Milch steht insbesondere im Verdacht, Brustkrebs, Osteoporose und verschiedene Allergien sowie neuronale Krankheiten hervorzurufen. In den letzten zwei Jahrzehnten häufte sich eine Vielzahl von Studien an, die belegen, dass besonders die in der Milch befindlichen Hormone der Kuh ungewollte Reaktionen hervorrufen.

Und an dieser Stelle wird klar, warum insbesondere Menschen mit einer Schilddrüsenfehlfunktion Milch meiden sollen. Der nicht unwesentliche Konsum von Hormonen, welche in der Praxis mit körpereigenen Hormonen verwechselt werden führt zu anhaltenden Irritationen der eigenen Hormonproduktion.

Zudem handelt es sich bei dem Milchprotein Casein um ein äußerst schwer verdauliches Protein. Dieser Umstand kann zu einer Immunreaktion im Darm führen, welche eine Allergie auslöst. In Folge des durch die Hashimoto-Thyreoiditis hervorgerufenen Leaky-Gut-Syndroms kann es dazu kommen, dass diese Milchproteine nur halb verdaut in den Blutkreislauf gelangen, was wiederum eine Antikörperreaktion im Blut hervor ruft. Allergien, Entzündungen und eine Verschlimmerung der Hashimoto-Thyreoiditis Symptomatik treten in Folge auf.

Milch und Milchprodukte sollten daher von Patienten mit einer Autoimmunkrankheit unbedingt gemieden werden.

◆◆◆

Gut verträgliche Lebensmittel

Damit Ihre Ernährung nicht nur von der Einseitigkeit gekrönt ist, eine Liste mit glutenfreien Lebensmitteln, die mehr Abwechslung in Ihren Alltag bringen:

- ✓ Kartoffelmehl und Kartoffeln
- ✓ Reis, Reisstärke und Reisflocken
- ✓ Mais, Maisflocken, Maisstärke, Maisgrieß, Maismehl
- ✓ Sonnenblumenkerne, Leinsamen, Sesam, Mohn, Nüsse, Mandeln und Kürbiskerne
- ✓ Buchweizen, Quinoa, Hirse sowie Amaranth
- ✓ Johannisbrotkernmehl, Kastanienmehl, Guarkernmehl
- ✓ Honig und Marmelade
- ✓ Fleisch und Fisch ohne Zusätze
- ✓ Eier
- ✓ Frisches Obst und Gemüse
- ✓ Öle und pflanzliche Margarine
- ✓ Hülsenfrüchte und diese nicht aus der Konserve

- ✓ Tee ohne Aroma-, Farb- und Konservierungsstoffe
- ✓ Bohnenkaffee
- ✓ Wein und Sekt (in Maßen)
- ✓ Konzentrierte Beerensäfte
- ✓ Granatapfelsaft
- ✓ Mineralwasser wie auch rein natürliche Säfte

Die richtige Ernährung mit Hashimoto-Thyreoiditis

Was kann ich denn jetzt noch essen?

Nicht immer ist jedes Essen auch erlaubt und wenn es noch so gut schmeckt. Hier muss man sich dann immer die folgenreichen Beschwerden vor Augen halten. Zu Beginn einer ganzheitlichen Behandlung eignet sich eine Mikronährstofftherapie. Dementsprechend muss man sich die Schilddrüse wie folgt vorstellen. Um alle lebensnotwendigen Stoffwechselvorgänge am Laufen zu halten, bedarf es einer mehr als komplexen Vernetzung von Regelkreisen zwischen dem Blut, dem Gehirn und der Schilddrüse selbst.

So spielen sekundäre Pflanzenstoffe, Mineralstoffe, Vitamine wie auch Spurenelemente eine große Rolle. Diese Mikronährstoffe sind somit lebensnotwendig und können über die normale Ernährung wie auch über Nahrungsergänzungsmittel zu sich genommen werden. Denn nur Sie bieten eine vielversprechende Hashimoto-Therapie an.

Sie sind sozusagen die Manager im körpereigenen Geschehen und steuern dabei die Ausschüttung von Hormonen und Botenstoffen und regen den Schilddrüsen-Stoffwechsel an. Schilddrüsenhormone setzen bei deren Bildung eine große Menge aggressiver freier Radikale frei. Genau dieser Vorgang erhöht den oxidativen Stress und trägt wiederum zur Hashimoto-Thyreoiditis bei. Um sich besser zu schützen, wird eine zusätzliche Gabe von Mikronährstoffen empfohlen. Gerade unser Gemüse gilt als die Geheimwaffe schlechthin und hat sich im Nachhinein deutliche besser bewährt als synthetische Stoffe. Doch zur Not und um einen adäquaten Ausgleich zu schaffen, ist der Konsum von Nahrungsergänzungsmitteln besser als ein Verzicht auf die wichtigen Mikronährstoffe. Aber gerade die natürlichen Mikrostoffe haben es im wahrsten Sinne des Wortes in sich. Denn sie wirken bis zu 200-mal stärker und antioxidativ. Daher sollte Gemüse täglich auf Ihrem Speiseplan stehen. Und hier können Sie sich so richtig ausleben. Denn das gesamte Spektrum an Gemüsesorten ist ohne Einschränkung erlaubt und gesund.

Gerade bei schweren Autoimmunerkrankungen bietet sich Fisch an und dieser möglichst von der fettreichen Sorte, wie Lachs oder Makrele. Diese Fische sprießen förmlich vor Omega 3-Fettsäuren, sie beugen Entzündungen vor und unterstützen wohlwollend das Immunsystem. Wer möchte, kann hier auch zu Nahrungsergänzungsmitteln in Kapselform greifen. Das Spurenelement Selen ist ein weiterer Helfer in der Not und nimmt den Kampf mit dem Hashimoto-Syndrom auf. Eine wahre Bereicherung für den Schilddrüsenstoffwechsel und somit auch täglich einzunehmen.

Gesunde und für Hashimoto-Patienten geeignete Lebensmittel, gehören daher täglich auf den Tisch. Sicher müssen Sie von einigen Nahrungsmitteln und Lieblingsspeisen Abstand nehmen, doch es ist nur zu Ihrem Besten.

Meist leiden vielleicht auch Sie, wie viele Betroffene unter einem sehr ausgeprägten Vitamin-D Mangel, der eine Autoimmunerkrankung geradezu begünstigt. Versuchen Sie daher Ihre Ernährung wie ein Puzzle anzusehen. Jedes Puzzleteilchen ist von enormer Bedeutung, um das große Ganze zu erreichen. Essen Sie nach Möglichkeit viel sekundäre Pflanzenstoffe und Flavonoide aus Brokkoli, grünem Tee oder auch mal Trauben. Essen Sie sich sozusagen „gesund“ und vermeiden Sie Defizite in Ihrer Ernährung. Denn schnell können durch die falschen Lebensmittel und einen Mangel an Mikronähstoffen, Schübe bei Hashimoto ausbrechen. Vergleichen Sie sich daher niemals essenstechnisch, mit gesunden Menschen.

Tipps

Grüner Tee ist lecker und gesund und sollte jeden Tag mit 2 bis 3 Tassen auf dem Programm stehen. So kann der Grüne Tee in vielen Bereichen den Hashimoto-Patienten hilfreich sein. Er beugt freien Radikalen vor und ist zudem entzündungshemmend. Weiterhin wirkt er stark gegen Viren vor, und schont somit das Immunsystem vor weiteren Belastungen. Wählen Sie die richtige Sorte und vor allem auch die richtige Zubereitungsart aus. So enthält der japanische Grüntee im Schnitt mehr Flavonoide als die Billigware vom Discounter. Sparen Sie hier nicht am falschen Ende. Zu empfehlen sind die Sorten Gyokuro und Sencha und achten Sie immer auf Bioqualität. Besonders effektiv ist der Tee aus der ersten Ernte. Genau dann liegen Sie beim Grünen Tee goldrichtig.

In der Zubereitung gibt es einiges zu beachten:

1. *Das Wasser (1 Liter) auf ca. 80°C erwärmen. Danach gute 5 Minuten abkühlen lassen*

2. *Den Tee übergießen und für 10 Minuten ziehen lassen. Sie müssen ihn daher so lange ziehen lassen, damit sich die Flavonoide gut herauslösen. Sonst erfüllt der Grüne Tee nicht seinen Gesundheitseffekt. Zelebrieren sie diesen Akt ruhig, denn man spricht ja nicht umsonst von der "Teezeremonie".*

Achten Sie beim Kauf immer auf eine gute Qualität. Allein schon Ihrer Gesundheit zuliebe.

Der optimale Teller

Das biochemische „System Mensch“ benötigt alles, um sinnvoll seinen Dienst zu erweisen. Ballaststoffe, Mineralien, Eiweiße, komplexe Kohlenhydrate, Fette und Vitamine. Fehlt hier nur ein kleiner Baustein, können bestimmte Funktionen nicht mehr aufrechterhalten werden. Kommen Autoimmunerkrankungen hinzu, bricht das fragile Kartenhaus zusammen. Die Entzündungsregulation wird zudem mit Transfetten geradezu angespornt. Industrielle Fette, die jeden gesunden Organismus auf Dauer zunichtemachen. Doch nur gesunde Fette können Entzündungen verringern.

Gerade Sie sollten hier die Vorsicht walten lassen und sicherheitshalber auf Fertigprodukte verzichten. Frische Kräuter und Gewürze regen mit ihren Spurenelementen den Schilddrüsen-Stoffwechsel an. Zudem helfen sie bei der Entgiftung und aktivieren das Immunsystem.

Das sollte daher auf Ihrem Teller sein:

- ¼ Beilagen wie Reis oder Kartoffeln,
- ¼ Fisch oder Fleisch
- die Hälfte ihres Tellers sollte mit Salat und Gemüse gefüllt sein.

Sie können natürlich in den Zutaten variieren, aber das Grundkonzept sollten Sie stets beibehalten.

Verändern Sie Ihren Lebensstil

Bei Hashimoto Thyreoiditis gibt es wichtige Einflussgrößen, die neben einer Mikronährstoffversorgung und Ernährung, auch die Giftstoffbelastung in hohem Maße betreffen. Pestizide, Schwermetalle, chlororganische Verbindungen wie Kunststoff, können Hashimoto auslösen, aber auch verschlimmern.

Leider ist niemand davor gefeit, da viele dieser Toxine in den Lebensmitteln stecken. Greifen Sie daher zu Bioprodukten und bevorzugen Sie entgiftungsfördernde Kräuterextrakte wie Brennnessel, Bärlauch oder Löwenzahn. Stellen Sie zudem das Rauchen ein, denn auch hier sind Toxine wie das

Nervengift Nikotin enthalten. Für ein eh schon geschwächtes Immunsystem stellen diese Toxine eine zusätzliche Belastung dar. Denn die Schilddrüse, wird durch diesen negativen Einfluss, regelrecht malträtiert. Ebenso ist das Passivrauchen mit negativen Auswirkungen behaftet und das fängt schon im Mutterleib an. Das Superoxid Dismutase und dessen Aktivität, ist ebenso wie die antioxidativen Enzyme, in den Zellen deutlich verringert. Doch genau die benötigen wir, um dem Stress vorzubeugen. Doch mit dem Rauchen, dämmen wir diese Enzyme schlagartig ein und der Schutzmechanismus ist deaktiviert.

Essen und Trinken

- Verwenden Sie rein pflanzliche Öle wie Lein- Walnuss- und Rapsöl.
- Essen Sie vermehrt Bioprodukte saisonal wie regional (Der Wochenmarkt ist ein Eldorado an heimischen Produkten von nebenan)
- Vermeiden Sie künstliche Aromen und Zusätze Essen Sie leicht, gesund und abwechslungsreich

Mikronährstoffe

- Biologische Mikronährstoffkomplexe mit Omega 3-Fettsäuren dienen wie auch Kräuterextrakte der optimalen Nährstoffversorgung. Bedenken Sie, dass Ihr Körper gerade bei Autoimmunerkrankungen Höchstleistungen vollbringen muss.

- Produkte in flüssiger Form, wie grüne Smoothies, sind ideal und sorgen mit den sekundären Pflanzenstoffen und einem Schuss Öl für ein gesundes Wohlfühlkonzept.

- Rohkost und gedünstete Gerichte sollten Sie den scharf angebratenen gegenüber vorziehen.

- Gewürze und frische Kräuter sollten Sie in der täglichen Zubereitung nicht vergessen.

Gewichtsreduktion - warum sie mit Hashimoto so schwer ist

Das Problem reflektiert das Spiegelbild in aller Härte wider. Die Hose kneift, der Rock sitzt eng und die Waage zeigt knallhart das unerwünschte Gewicht auf. Hier haben auch Sie es dann schwarz auf weiß. Vielleicht gehören auch Sie zu den Menschen, die es im wahrsten Sinne des Wortes langsam satt haben. Denn nicht die Kleidung wurde enger, sondern Sie einfach zu dick und das ohne, dass es ihre eigene Schuld war.

Was viele nicht wissen, dass einige Betroffene zwischen einer Schilddrüsenunterfunktion und Schilddrüsennormalfunktion hin und her schwanken. Der sogenannte Hashimto-Schub, der das Abnehmen nicht gerade leichter macht. Dies spiegelt sich auch im Jo-Jo-Effekt wider.

Sicher nimmt nicht jeder von uns gleich schnell ab oder zu. Doch Menschen mit dem Hashimoto-Syndrom begeben sich hier auf eine wahre Gratwanderung. Es werden nicht genügend Schilddrüsenhormone produziert und der dadurch verlangsamte Stoffwechsel führt zu den ungeliebten Fettpölsterchen.

Das sonst aktive Schilddrüsenhormon fT3 beschleunigt im eigentlichen Sinne den Stoffwechsel, es fördert die Fettverbrennung, die Ausscheidung von Cholesterin und lenkt den Energieverbrauch. Zudem sorgt es für die Bildung von Körperwärme. All diese Funktionen sind bei Betroffenen verlangsamt. Denn das Defizit an Schilddrüsenhormonen, lässt Sie und andere eher dick als schlank werden. Der Energieverbrauch des Körpers ist gesenkt, was auch bei einer gewöhnlichen Ernährung zur Gewichtszunahme führt.

Da heißt es dann, schlagartig die Ernährung anpassen. Hieraus bezieht der Körper auch seine Energie und Leistungskraft. Wer deutlich weniger Energie verbraucht, der vermehrt sein Körperfett um einiges. Und langsam, aber schleichend stellt sich eine Gewichtszunahme ein. Diese ist ohne guten Rat nicht mehr so einfach in den Griff zu bekommen. Der Stoffwechsel ist ein anderer als bei schilddrüsengesunden Menschen und das muss bei einer Diät auch berücksichtigt werden.

Dem nicht genug, bleibt eine lebenslange Disziplin nicht aus. Sie möchten ja schlanker werden und dieses Gewicht letztendlich auch halten. Abnehmen ist ein nicht nur leidiges Thema, es nimmt uns ganzheitlich ein.

Gescheiterte Diäten, Depressive Phasen und das ewige auf und ab, lassen uns auf Dauer resignieren. Sehen Sie genau diesen Punkt nicht als Ihren Lebensinhalt an. Weniger ist mehr, ist schön und gut, aber nicht um jeden Preis. Sie müssen Geduld mit sich selbst haben und mit der richtigen Diät kommen auch Sie zum Erfolg. Vielleicht langsamer als gesunde Menschen, aber vielleicht auch ein bisschen gesünder, um Ihr Gewicht auf Dauer zu halten.

Abnehmen mit Hashimoto

Eine Wunderdiät „Mach mich von heute auch morgen schlank“ existiert nicht. Und bei einer Schilddrüsenunterfunktionsphase lösen sich die überschüssigen Pfunde auch nicht sogleich in Luft auf. Leider wirken Pillen und Diätprodukte nur bei den Anbietern, Herstellern und der Pharmaindustrie - nämlich in ihrem Geldbeutel. Lassen Sie sich erst gar nicht darauf ein.

Denn eines ist sonnenklar, Sie müssen etwas ändern und sich ernährungstechnisch umstellen und genau so ändert sich dann auch Ihr Gewicht. Und ja, Sie haben es schwerer als die Normalos unter uns. Und trotzdem werden Sie es schaffen. Durchhaltevermögen ist aber dennoch vorausgesetzt. Ihr Stoffwechsel ist anders und von daher ist eine lebenslange Disziplin nötig, um Ihr persönliches Traumgewicht zu halten. Ihre Waage und Sie kennen das Geheimnis Ihres Gewichts und das sollte sich jetzt wirklich ändern.

Immer leichter gesagt als getan, aber machbar. Ihre

vermeintlich ausgeglichene Stoffwechsellage durch medikamentöse Beigaben, wird Ihr Übergewicht alleine nicht senken. Sie müssen selbst ran und sich in allen Belangen am Riemen reißen, um gesund abzunehmen und schlank zu leben.

Tipps zum Abnehmen auf die sanfte Tour:

- Wählen Sie als erstes die Schilddrüsenhormondosis richtig. Hier sollte der TSH kleiner als 2 mU/l sein.
- Stellen Sie Ihre Ernährungsgewohnheiten langsam um. Lassen Sie zunächst den Kuchen die Kekse und auch wenn es schwerfällt, die Süßigkeiten weg.
- Beginnen Sie nun mit einer Entgiftung-, Entschlackungs- und Entwässerungskur.
- Halten Sie während der Essenspausen gut 5 Stunden dazwischen ein. Essen Sie dabei nur Zwischenmahlzeiten und keine allzu mächtigen Portionen.
- Reduzieren Sie Brot und Nudeln, also die gängigen Kohlenhydrate.
- Essen Sie viel Gemüse und weniger an Obst.
- Treiben Sie regelmäßig Sport, denn von nichts kommt nichts.

- Gleichen Sie Nährstoffdefizite aus und führen Sie Bromelain, L-Carnitin und Aminosäuren und Antioxidantien zu.
- Vermeiden Sie Stress, denn auch Stress macht dick und schenken Sie sich täglich eine kleine Auszeit.

Wenn Sie mit Geduld und Spucke dabei sind, werden auch Sie erste Erfolge spüren und sich Tag für Tag ihrem Ziel nähern. Das folgende Kapitel gibt Ausschluss darüber, welche Diät sich mit Hashimoto am besten eignet.

Ihre passende Diät Low Carb - und das am besten zuckerfrei

Der menschliche Körper setzt sich wie ein Bausteinkasten zusammen und sein empfindliches Hormonsystem ist sehr anfällig, für jede Art von Schwankungen. Diesen Schwankungen ist das hormonproduzierende Organ, die Schilddrüse, Tag für Tag ausgesetzt. So kann eine kohlenhydratreiche Ernährung zu Blutzuckerschwankungen führen und die häufige Ausschüttung von Insulin bewirken. Die Low Carb Methode eignet sich perfekt, um diesen Schwankungen aus dem Weg zu gehen und entlastet durch die Kohlenhydratreduktion die Schilddrüse und die damit verbundenen Symptome von Hashimoto.

Demzufolge ist Low Carb eine Diät (fast) ohne unser täglich Brot, wie auch Nudeln und etlichen kohlenhydratreichen Lebensmittel. Der Name ist Programm bei Low Carb, denn dieser bedeutet „niedrige Kohlenhydrate“. Zucker und Weizenprodukte werden wohlwollend außen vorgelassen und genau das ist perfekt, wenn man wie Sie, mit Hashimoto Thyreoiditis zu kämpfen hat.

Denn Tabletten alleine, sind nicht das Maß aller Dinge. Mit dem Zutun der Ernährungsumstellung erreichen Sie eine gesundheitliche und gewichtsreduzierende Verbesserung. Low Carb ist eine Bereicherung, so stehen gesunde Fette, Eiweiß, Hülsenfrüchte, Beerenfrüchte, Gemüse, pflanzliche Öle, wie auch Fisch und Fleisch auf dem Ernährungsplan. Eine abwechslungsreiche Alternative und die Basis, um gesund und erfolgreich abzunehmen.

Low Carb und seine Funktionsweise

Unser Körper kennt genau drei Möglichkeiten, Energie zu gewinnen: Aus Fetten, Eiweißen und Kohlenhydraten. Alle drei Stoffe werden zunächst in Glukose (Einfachzucker) umgewandelt, um ATP, das sogenannte Adenosintriphosphat zu generieren. ATP ist der universelle Energieträger unseres Körpers. Metaphorisch betrachtet ist ATP das Geld, mit dem jeder einzelne Stoffwechselvorgang unseres Körpers bezahlt werden muss. Ohne ATP wäre unser Körper eine energielose Hülle ohne auch nur einen einzigen Austauschprozess. Das Energiebezahlungsmittel unseres Körpers wird also aus Glukose gewonnen.

Diese Glukose wird jedoch nicht nur aus Kohlenhydraten gewonnen, sondern kann genauso aus Fetten und Eiweißen stammen. Auf das letztendlich entstehende ATP hat die Herkunft der Glukose keinerlei Einfluss. Um einen Mangel an Glukose brauchen wir uns also keinerlei Gedanken zu machen, unser Körper kann diese getrost selbst herstellen. Die verringerte Aufnahme von Kohlenhydraten hingegen hat einen entscheidenden Einfluss auf unseren Stoffwechsel.

Denn genau wie wir unsere Essgewohnheiten haben, so gewinnt auch unser Körper seinen oft gebrauchten Treibstoff gern. Wenn wir unseren Organismus also an eine stark kohlenhydratreiche Nahrung gewöhnen, wird er nur ungern Fette oder Proteine verbrennen, um Glukose herzustellen. Auf eine langfristige Ernährungsumstellung reagiert allerdings auch unser Körper und wechselt den präferierten Kraftstoff bereitwillig. Zusätzlich führt die reduzierte Aufnahme von Kohlehydraten dazu, dass der Körper weniger Fettreserven ansetzt, da er Fett nun als wertvollen Treibstoff anerkennt, den er verbrennen und nicht ansetzen möchte.

Noch günstiger stellt sich die Verdauung von Eiweißen heraus. Denn diese verbrauchen sehr viel Energie, also ATP, bei der Verdauung und sie können nur zu einem sehr geringen Anteil und nur unter bestimmten Bedingungen in Fettzellen umgewandelt werden. Selbst überschüssige Eiweiße werden zu einem großen Teil einfach aus dem Körper geschwemmt und landen so gewiss nicht auf den Hüften. Eines ist also ganz klar - Eiweiß macht niemanden fett. Durch das Weglassen der Kohlehydrate hat der Körper also gar keine andere Möglichkeit mehr, als auf die in den Speckröllchen angehäuften Körperfettzellen zurückzugreifen.

Die Low Carb Planung

Wochenplan

Wichtig ist, dem Hunger und seinen Attacken zuvorzukommen. Denn eines ist im Vornherein klar: In der Anfangsphase Ihrer Diät werden Sie mit einem starken Hungergefühl zu kämpfen haben. Ihr Körper schreit nach seinem gewohnten Kraftstoff und es wird eine Weile dauern, bis er sich auf einen neuen Kraftstoff einlässt.

Aber seien Sie nicht besorgt - nach etwa 10 Tagen ist der erste Spuk vorbei und Ihr Hungergefühl wird verschwunden sein. Denn langfristig senkt Low Carb sogar den Hunger, vor allem Heißhungerattacken werden der Vergangenheit angehören.

Um durch die erste Zeit zu kommen, gebe ich Ihnen einen wertvollen Tipp: Gehen Sie nicht einfach drauf los und kaufen Sie ein. Eine Einkaufsliste ist nicht nur sinnvoll, sondern bewahrt vor kalorienreichen Fehlkäufen. So kommen Sie nicht in Versuchung. Auf Ihrem Einkaufszettel sollten folgende Lebensmittel stehen:

- Magerfleisch
- Eier
- Obst/Gemüse/Salat,
- konzentrierte Beerensäfte und Granatapfelsaft
- Kartoffeln/Süßkartoffeln
- Reis statt Nudeln und Brot
- Olivenöl, Kokosöl, Fischöl, Butter
- Selen (2 Paranüsse am Tag reichen aus, um genug Selen zu sich zu nehmen)

Ausreichend trinken

Schon ein kleiner Schluck, kann großes bewirken. Denn er dämmt das vorherrschende Hungergefühl. Zudem fördert das Trinken den Energieumsatz und daher sind je nach Jahreszeit, 2 bis 3 Liter am Tag einfach ideal. Nehmen Sie Grünen Tee, grüne Smoothies und Wasser zu sich. Erlaubt sind alle ungesüßten Durstlöscher.

Essen Sie bunt

Zugegeben, die ersten 10 Tage sind kein Pappenstiel, aber es lohnt sich. Machen Sie sich die Low Carb Diät nicht zu einer Diätfolter, sondern genießen sie die bunte Vielfalt an verschiedensten Obst- und Gemüsesorten, die Ihnen offen steht. Sie werden satt ohne Reue und nehmen langsam aber stetig ab. Ihr Speiseplan sollte daher bunt und abwechslungsreich sein.

Weniger Kohlenhydrate

Gänzlich darauf zu verzichten, ist nur für Hartgesottene hoch disziplinierte Diätkünstler. Haben Sie ein Verlangen, dann gönnen Sie sich die Auszeit ganz gezielt, setzen Sie sich am besten vor Beginn Ihrer Diät eine feste Zahl an Kohlenhydrate-Rationen für die ersten 10 Tage. Bedenken Sie immer: je länger Sie auf Kohlenhydrate verzichten, desto leichter wird es. Setzen Sie die Anzahl ihrer eingeplanten Ausrutscher also nicht zu hoch an.

Low Carb ist perfekt bei Hashimoto

Tanzt die Schilddrüse aus der Reihe, bringt es den ganzen Organismus ins Wanken. Genauso, muss man sich diesen Mechanismus als Laie vorstellen. Wie ein Puzzle, das aus vielen kleinen Teilen besteht und das ohne das eine Kleine Puzzleteil keinen Sinn ergibt. So ist z.B. alleine schon die verminderte Kohlenhydratzufuhr ein Segen für Ihren Blutzuckerspiegel. Denn dieser wird niedrig gehalten und so eine Ausschüttung des Insulins aus der Bauchspeicheldrüse minimiert.

Und dieses Minimum führt zu:

- Einem stabilen Insulinspiegel
- Vermindert den Hunger und Heißhungerattacken
- Vermindert die Fetteinlagerung und deren Speicherung
- Stabilisiert andere Hormonsysteme
- Vermehrt die Glukagon Ausschüttung, die wiederum am Fettabbau beteiligt ist

Ernährung hilft heilen, sagt man und es stimmt. Daher ist eine ausgewogene und angepasste Ernährung gerade bei Autoimmunerkrankungen essentiell. Low Carb eignet sich hierbei auch aus anderen Gründen gut für Hashimoto

Patienten. Denn die kohlenhydratarme Ernährung ist tendenziell glutenfrei und dadurch gesünder für den anfälligen Darm der Betroffenen.

Ebenso ist sie nährstoffreich und der niedrige Insulinspiegel verhindert einige Folgeerkrankungen wie Diabetes. Auch ist die Gewichtsreduktion kein zu vernachlässigender Punkt, da sie den Patienten psychisch, aber auch körperlich in eine bessere Ausgangsposition versetzt.

Mit Low Carb gelangt das Immunsystem, nach und nach wieder ins Gleichgewicht. So sind Reize der Ernährung gut vermeidbar, auch wenn diese jede Menge Geduld, Konsequenz und Disziplin abverlangen.

Brot, Getreide und Beilagen wie Nudeln, Kartoffeln, Reis	**EMPFEHLENSWERT** **In Maßen:** Vollkornbrot, Vollkorngetreideprodukte, insbesondere aus Hafer, Gerste, Dinkel, Roggen (glutenhaltig) oder Scheingetreide wie Buchweizen, Amarant, Quinoa (glutenfrei); Haferflocken, Müsli ohne Zucker; Vollkornnudeln, Vollkornreis, Pellkartoffeln	**NICHT EMPFEHLENSWERT** Weißbrot, Toastbrot, Zwieback, Weizen- und Milchbrötchen, Croissant; Hartweizennudeln; geschälter Reis, Pommes, Kroketten, Kartoffelbrei, Pfannkuchen, Kartoffelpuffer; Fertiggerichte, Fast Food
Snacks und Knabberkram (bei Bedarf 1 kleine Handvoll "Luxus" am Tag, max. 25 g)		Süße Backwaren, Süßigkeiten, süße Milchprodukte (s. u.), Salzgebäck, Chips, Flips
Obst (1-2 Portionen am Tag)	Apfel, Aprikosen, Marillen, Brombeeren, Clementinen, Erdbeeren (frisch), Grapefruit,	gezuckerte Obstkonserven und Obstmus, kandiertes Trockenobst **In Maßen, da**

	Heidelbeeren, Himbeeren, Johannisbeeren, Sauerkirschen, Kiwi, Nektarine, Papaya, Orange, Pflaumen, Pfirsiche, Stachelbeere, Wassermelone, Zwetschgen	**zuckerreich:** Banane, Kaki (Sharon), Weintrauben, Kirsche, Ananas, Mango, Honigmelone und Birne
Gemüse (3 Portionen am Tag)	keine Einschränkungen außer s. rechts	Mais (zuckerreich)
Nüsse und Samen (ca. 40 g am Tag)	keine Einschränkungen außer s. rechts	Erdnüsse und gesalzene Nüsse
Fette und Öle (ca. 2 EL am Tag)	Olivenöl, Rapsöl, Hanföl, Walnussöl, Leinöl*), Weizenkeimöl*); **in Maßen:** Butter	Schweine- und Gänseschmalz, Butterschmalz, Palmfett, Mayonnaise, Sonnenblumenöl, Distelöl
Getränke (ca. 2 Liter am Tag)	Wasser, ungezuckerter Tee, vor allem Kräutertee (Fenchel, Kamille, Löwenzahn, Schafgarbe, Salbei) und **in Maßen** Kaffee	Fruchtsaft, Softdrinks, Kakao, Alkohol
Fisch und Meeresfrüchte	Aal, Forelle, Heilbutt, Hering, Karpfen, Lachs, Scholle,	Fisch in Mayonnaise oder Sahne eingelegt; sehr jodreicher Fisch

(1-2 Mal pro Woche ca. 200-250 g)	Seezunge, Thunfisch	wie Seelachs, Schellfisch
Wurstwaren und Fleisch (2-3 Mal pro Woche ca. 200-250 g)	Magerer Aufschnitt wie Corned Beef, Putenbrustaufschnitt, Koch- und Lachsschinken, Kassler, Schinkenzwiebelmettwurst, Aspik; Hühnerfleisch, Putenfleisch, Schweinefilet, Schweinerücken, Rinderfilet	Leberwurst, Mettwurst, Weißwurst, Salami, Schinkenspeck, Mortadella, Fleischwurst, Bockwurst, Bratwurst, Blutwurst, Fleischkäse/Leberkäse, Nackenfleisch, Bauchspeck und Ähnliche
Eier, Milch- und Milchprodukte, Käse	Eier in allen Variationen; Milch bis 3,5 % Fett, Buttermilch, Speisequark bis 20 % Fett, Naturjoghurt bis 3,5 % Fett; Käse bis 45 % Fett i. Tr.: Schnittkäse, Weichkäse, Fetakäse, Mozzarella - besonders mager: Harzer Käse, körniger Frischkäse	Mayonnaise; Sahne, Schmand und Creme fraiche; Pudding, Milchreis, Fruchtjoghurt, Fruchtquark, Kakaozubereitungen, Fruchtbuttermilch

10 goldene Regeln zu Low Carb

1. Essen Sie regelmäßig

Durch eine regelmäßige Nahrungszufuhr entstehen keine großen Blutzuckerschwankungen. Dadurch pendelt sich ihr Blutzuckerspiegel wieder auf die Normalkonzentration ein. So wird auch Ihr Appetit besser reguliert. Essen Sie lieber 5 Mahlzeiten über den Tag verteilt, als 3 große Hauptmahlzeiten, wichtig ist nur, dass sie das Richtige essen. Gerade, wenn Sie sich mehr bewegen sind die kleinen Zwischenmahlzeiten ideal.

2. Vitamine und Mineralstoffe

Mit die wichtigste Säule bei Low Carb sind Vitamine wie auch Mineralstoffe. Beerenfrüchte und Granatapfelsaft und allerlei Gemüse versorgen Sie effektiv. Und dick machen diese Komponenten definitiv nicht.

3. Frühstücken Sie Eiweiß- und ballaststoffreich

Es sollte die nährstoffreichste Mahlzeit am Tag sein. Ein ausgewogenes Frühstück gibt Energie und Leistung für den

Tag. Ein zuckerarmes Müsli und ein grüner Smoothie stehen hier auf dem Programm. Verzichten Sie auf Weißbrot, das treibt nachweislich den Insulinspiegel nach oben. Zudem ist es für Sie als Hashimoto Patient auf Grund des Glutengehaltes eher kontraproduktiv.

4. Kalorienreduziert und kohlenhydratarm ist die Devise

Eine relativ fett- und eiweißreiche und kohlenhydratarme Ernährung ist das A und O im Low Carb. Jedoch sind Fette viel kaloriereicher als Proteine oder Kohlenhydrate. Während 100g Kohlenhydrate oder Proteine nur 400kcal entsprechen, sind es bei 100g Fetten ganze 900, also mehr als doppelt so viel. Diesen Umstand dürfen Sie bei der Menge ihrer Mahlzeiten nicht außer Acht lassen, behalten Sie die Gesamtkalorienzahl immer im Auge und lassen Sie sich Ihren Leistungsumsatz mit einem Rechner im Internet errechnen.

5. Eiweißreich essen

Proteine sind gesund, bauen zusätzlich Muskeln auf und machen schnell satt. Zudem helfen sie perfekt beim Abnehmen und gelten als die geeignetste Kraftquelle schlechthin. Gesundheitsschädlich ist Eiweiß nicht und so können täglich bis zu 200g verkonsumiert werden. Dazu bietet sich gerade der Abend an, eiweißreich zu essen, denn dadurch wird während des Schlafens Fett verbrannt.

6. Richtige Kohlenhydrate essen

Verzehren Sie nur Kohlenhydrate mit einem niedrigen glykämischen Index. Sie wissen nicht, was ein glykämischer Index ist? Dies ist eine Art Maßzahl, welche die Wirkung des Lebensmittels auf den Blutzuckerspiegel ausdrückt und reflektiert. So führen z.B. Cornflakes und Weißbrot zu einem sehr schnellen Blutzuckeranstieg. Um den Zucker abzubauen, schüttet der Körper dann vermehrt Insulin aus. Dagegen weisen Hülsenfrüchte oder Blattgemüse, einen niedrigen glykämischen Index auf. Insulin-Spitzenwerte bleiben zum Glück aus.

Tabellen und Rechner zur Bestimmung des glykämischen Index von Lebensmitteln finden Sie im Internet oder in den entsprechenden Nährwertetabellen. Die Senkung des Insulinspiegels ist wichtig, um die Fettverbrennung anzukurbeln. Denn Fett kann bei einem hohen Insulinspiegel nicht abgebaut werden, sondern wird vom Körper gespeichert.

7. Das richtige Fett essen

Viele von uns denken, Fett mach auch fett. Das stimmt so nicht. Transfette, die in Fertigprodukten wie Tiefkühl-Pizzen und in der Zubereitung von Pommes vorkommen, machen dick. Das sind wiederum gehärtete Fette, die ansetzen und letztendlich auch dick machen. Gesunde Fette liefern dagegen Vitamine und essentielle Fettsäuren. Fette lassen sich unterteilen in gesättigte Fettsäuren (tierische Fette) und ungesättigten Fettsäuren (meist pflanzliche Fette). Ziehen Sie überwiegend pflanzliche Fette vor, wie Oliven- oder Rapsöl, diese sind notwendig, um fettlösliche Vitamine aufzunehmen. Tierische Fette wiederum, können einen negativen Einfluss auf Ihren Cholesterinspiegel nehmen. Butter und Schmalz sollten Sie daher nur in Maßen verwenden.

8. Ausreichend Flüssigkeit ist ein Muss

Wenn man bedenkt, dass unser Körper zu 60 % aus Wasser besteht, sollte man ihm auch regelmäßig an Flüssigkeit gönnen. Generell gilt, 2 bis 3 Liter Wasser am Tag sind optimal. Außerdem sollten Sie unbedingt auf gesüßte Getränke verzichten, diese enthalten überflüssige Kalorien und leere Kohlenhydrate. Am Besten eignen sich Wasser und Kräutertees.

9. Alkohol – Nein danke!

Ein Schnäpschen in Ehren, kann niemand verwehren. Aber mehr sollte es wirklich nicht sein. Alkohol macht auf Dauer dick, denn pro Gramm enthält dieser 7 Kalorien, also deutlich mehr als Eiweiß oder Kohlenhydrate. Und nicht nur das, er regt auch erwiesenermaßen den Appetit an. Halten Sie Ihren Alkoholkonsum so gering wie möglich.

10. Bewegen Sie sich

Eine Frage: Hatten Sie beim Joggen schon mal Hunger? Ganz bestimmt nicht - denn die Bewegung kurbelt unsere Fettverbrennung an. Das angelagerte Fett wird dann in Glukose umgewandelt, was unseren Insulinspiegel leicht erhöht, sodass das Hungergefühl verschwindet.

So schlagen Sie effektiv zwei Fliegen mit einer Klatsche!

Ernährungsempfehl ung mit Low Carb

Essen Sie folgende punktuell aufgeführte Lebensmittel:

Magerfleisch: Filet vom Huhn, Kalb, Rind, Pute, Strauß, sind zudem optimale Eiweißlieferanten und liefern Vitamin B12, Eiweiß. Zink und Eisen. Leber übrigens auch.

Eier: Sie stecken voller Vitamine wie Vitamin D, B12, K und Biotin sowie Mineralstoffe, Eiweiß, Eisen und Selen. Gleichzeitig enthält ein Ei, einen hohen Anteil an ungesättigten Fettsäuren.

Obst/Gemüse/Salat, konzentrierte Beerensäfte und Granatapfelsaft: Die wahren Nährstoff- und Vitaminbomben und schützen zugleich vor freien Radikalen. Zudem halten sie den Blutzuckerspiegel konstant.

Süßkartoffeln/Kartoffeln: Die Süßkartoffeln enthalten kaum Fett (1 Gramm Fett auf 100 g Gramm) und sind daher optimal für figurbewusste. Der Blutzuckerspiegel steigt nicht so schnell an und so bleiben Sie auch länger satt. Zudem enthalten Süßkartoffeln einen hohen Anteil an Carotinoiden und schützen unsere Zellen vor Giftstoffen und stärken wiederum unser Immunsystem. Sie enthalten Kalium, Kupfer, Eisen, Mangan, wie auch die Vitamine B2, B6, E und H (Biotin) und regeln den Flüssigkeitshaushalt, da sie entwässernd sind. Zudem wirken sie blutdrucksenkend. Beachten Sie aber bitte, dass eine Süßkartoffel immerhin 13 Gramm Zucker enthält. Eine weiße Kartoffel dagegen nur 2 Gramm. Die Kartoffel wiederum, ist kalorienarm und enthält bei 100 Gramm rund 0,3 Gramm Fett. So hat die Kartoffel ca. 70 Kilokalorien. In Verruf geraten ist die gesunde Knolle durch Bratkartoffeln, Pommes und Co. Von den Nährstoffen her ist die Süßkartoffel wie auch die Kartoffel fast gleich. Nur bietet die normale Kartoffel, nur 2 % Eiweiß an. Da sie sehr bekömmlich ist, kann der Körper hier die Proteine leicht in körpereigene Eiweiße umwandeln.

Reis statt Nudeln und Brot: Reis ist gesund und ein kalorienarmer Sattmacher. Verwenden Sie dabei Naturreis, denn dieser unterliegt den komplexen Kohlenhydraten und ist ein Sammelsurium an allem Guten. Denn in ihm stecken Proteine, Mineralstoffe, Ballaststoffe, Eisen, Zink, Aminosäuren, Kalium sowie Vitamine aus der B-Gruppe und Vitamin E. Reis ist optimal zum Entwässerung und belastet daher Herz und Kreislauf nicht.

Olivenöl, Kokosöl, Fischöl, Butter: Olivenöl sollte jeden Tag auf den Tisch und versorgt Sie mit Vitamin E, ungesättigten Fettsäuren, Chlorophyll und den Polyphenolen. Das sind Scharf- wie auch Bitterstoffe. Kokosöl besteht wiederum aus wertvollen gesättigten Fettsäuren, Vitamin E, Triglyceriden, Mineralstoffen und Aminosäuren sowie Lactonen. Das Fischöl ist ein fettes und gesundes Öl und voll mit antithrombotischen und entzündungshemmenden Eigenschaften. Ebenso versorgt es uns mit ausreichend Omega-3-Fettsäuren. Die Butter setzt sich aus 16 % Wasser und 82 % Fett zusammen und bietet zusätzlich Milchzucker, Eiweiß, Mineralstoffe, Lecithin und Vitamine an.

Selen: Schon 2 Paranüsse am Tag reichen aus, um genug Selen zu sich zu nehmen. So muss eine ausreichende Zufuhr gewährleistet sein, um die Funktionen des Immunsystems aufrecht zu erhalten. Vor allem trägt Selen zur Instandhaltung und Funktionsweise der Schilddrüse bei und bietet den Körperzellen Schutz vor oxidativen Schäden. Und es ist wichtig für Haut, Haare und Nägel. Unser Körper hat pauschal einen Bedarf von 50 bis 200 µg pro Tag.

Mit Low Carb sind Sie auf dem richtigen Weg, Ihre Autoimmunkrankheit ganz natürlich in den Griff zu bekommen.

Zuckerfrei? Das können Sie auch!

Zuckerfrei heißt im Grunde genommen nicht gänzlich auf Zucker verzichten zu müssen. Und dennoch ist auch das möglich. Viele schwärmen geradezu davon und empfinden mehr Lebensfreude und Vitalität. Die Umstellung ist auch problemlos möglich und schont zudem Ihre Gesundheit. Aber eines ist dann immer und allgegenwärtig, Ihre Disziplin. Und es geht von hier auf jetzt. Also im Prinzip, würden wir nicht immer so ein Drama daraus machen. Zucker die weiße Droge, hat uns aber fest im Griff. Wir greifen täglich zu und die süße Versuchung ist in Torten, Pralinen und Gummibärchen auch so lecker verpackt. Zucker ist aber auch der Feind der Zähne, liebt das Hüftgold und Krebs, liebt Zucker auch.

Warum sind wir dann nur so verrückt nach ihm? Da Zucker einfach glücklich macht. Er schenkt uns angeblich Energie und macht schnell satt und das ausgelöste Glücksgefühl macht und blind für die Folgen. Meist finden diese sich schnell auf der Waage wieder. Von Kindesbeinen an sind wir so erzogen und wurden ja auch immer mit Süßem wie einer Tafel Schokolade belohnt. Heute bringen wir Pralinen als Präsent zu den Blumen mit. Auch den Heißhunger belohnen wir erstmal mit Zucker. Und so entsteht die allseits bekannte

Zuckersucht.

Wer denkt, dem Zucker so einfach zu entkommen, der täuscht, denn er ist in fast allen Lebensmittel enthalten und oftmals auch in solchen Lebensmitteln, in denen man ihn nicht erwartet.

Mit der Low Carb Diät essen sie zuckerfrei und essen trotzdem Kuchen. Denn, es geht vornehmlich um den weißen raffinierten Haushaltszucker. Und dieser ist tatsächlich wie eine Droge. Denn etliche Menschen leben tagtäglich mit ihm, Sie vielleicht auch? Somit muss unsere Nation das Zuckerproblem neu überdenken und in sich gehen. Denn bereits am frühen Morgen, startet der Zuckerangriff. Der Kaffee oder Tee werden gesüßt mit Zucker. Wie sollte es auch anders sein.

Zucker macht aber auf Dauer gesehen krank:

- Bluthochdruck
- Diabetes
- Übergewicht
- Karies
- Schlafstörungen
- Blähungen, sowie Magen und Darmprobleme
- Konzentrationsprobleme

Die gesundheitlichen Risiken sind lang und der Genuss von Zucker nur kurz. Nun wäre es relativ einfach den Zucker aus dem Weg zu gehen, wenn da das liebe Wörtchen "wenn" nicht wäre. Zucker ist nicht nur in den typischen Naschsachen enthalten, er lauert in etlichen Produkten und Lebensmitteln.

Zucker wird oftmals unbewusst konsumiert

Lebensmittel müssen geschmacklich anziehend wirken, um nicht zu sagen, abhängig machen. Gerade industriell gefertigte Produkte, wie Tiefkühlware, Tütensuppen und Fertigsoßen wie auch Konserven, sie enthalten große Mengen Zucker. Immerhin wollen die Hersteller den Kunden ja als Stammkunden gewinnen, hierfür eignen sich die süchtig machenden Eigenschaften des Zuckers vortrefflich.

Und so steckt auch in diesen Lebensmitteln Zucker drin:

- Ketchup
- Wurst
- Fruchtjogurt
- Müsli
- Cornflakes
- Industriell gefertigte Säfte
- Eistee

Um nur einige zu nennen. Wer denkt schon bei Wurst an Zucker und doch ist auch hier Zucker enthalten. Wer dem weißen Zucker entfliehen möchte, muss genau auf die Inhaltsangaben achten. Also Augen auf beim Einkauf, denn die Zuckerfalle schnappt schneller zu, als man denkt.

Auch der künstliche Zucker wie Süßstoff, ist in vielen Produkten enthalten und wird dann unter „Light“ angeboten. Diese Lebensmittel werden zwar als „zuckerfrei“ deklariert, unseren Körper können wir mit Süßstoffen jedoch nicht austricksen. Denn die Imitation von Zucker ohne sein Vorhandensein löst in unserem Verdauungssystem eine Irritation aus, die ihn nach mehr und vor allem nach echtem Zucker schreien lässt. So erhöht Süßstoff stark das Hungergefühl, was uns langfristig doch wieder dick werden lässt. Süßstoff wurde daher lange Zeit in Mastbetrieben eingesetzt.

Natürliche Varianten sind:

- Stevia
- Xylit (Birkenzucker)
- Honig
- Agavendicksaft (Weist einen hohen Fruktoseanteil und einen niedrigen glykämischen Index auf)
- Yacon Sirup

Diese natürlichen Varianten stellen eine tolle Alternative zu herkömmlichem Haushaltszucker dar und liefern zudem wertvolle Nährstoffe. Da es sich trotzdem um Kohlenhydrate handelt, sollten auch diese nur in Maßen konsumiert werden.

Hashimoto und Zucker

Die Lust auf Süßes trifft einen wie der Blitz aus heiterem Himmel. Und nicht mal unbedingt, weil der Körper es will, sondern, weil der Geist schwach wird. Denn in der heutigen Welt ist es besonders schwer, den vielzähligen Reizen zu entgehen. Sie laufen an einer Konditorei vorbei und schon ist die Lust auf Süßes da. Das Auge sieht und der Körper wird willig. Leider hat Zucker einen sehr aufdringlichen Begleiter, die Heißhungerattacken, und die machen uns dann das Leben mehr wie schwer.

Wer an einer Autoimmunerkrankung leidet, stellt seine Ernährung um, möchte man meinen. Doch die Rückfallquote ist hoch und die Macht der Gewohnheit siegt. So hat Zucker einen enormen Einfluss auf unsere Ernährung und das teilweise ganz unbewusst. Doch lassen Hashimoto-Patienten den Zucker weg, ist der Unterschied wie Tag und Nacht. So hat das Weglassen des Zuckers einen ähnlich großen Einfluss auf die Krankheit, wie das Weglassen der Medikamente. Wer hätte das gedacht. Viele Erkrankte leben ohne Zucker beschwerdefrei, während sich die Hormonwerte normalisieren und die Antikörper verschwinden. Schnell regeneriert sich der Blutzuckerspiegel und pendelt sich wieder ein. Und gerade der gesunde Blutzuckerspiegel ist das A und O und sollte das Ziel eines jeden Hashimoto Patienten sein. Denn Zucker ist der optimale Entzündungsverstärker und ist somit Gift für jeden Autoimmunerkrankten. Mit Zucker gießt man Öl ins Feuer und die Blutzuckerschwankungen sind dann in vollem Gang. Die Darmflora wird nach und nach zerstört. Doch genau der Darm ist für unser Immunsystem so wichtig und ist diesem Vorhaben schutzlos ausgeliefert. Denn die guten Darmbakterien werden von Zucker ausgerottet. Zucker ist somit nicht heilfördernd, da es die Entzündungsneigung im Körper eher beschleunigt.

Somit ist Zucker ein Freifahrtschein für sämtliche Autoimmunerkrankungen. Dies erklärt, warum ein

Zuckerentzug eine so enorme Besserung bewirkt. Lassen Sie lieber die Hände weg von herkömmlichem Zucker und suchen Sie bei Bedarf, nach natürlichen Alternativen. Die Auswirkungen auf ihren Organismus werden Sie nicht enttäuschen. Die Low Carb Variante ohne Zucker ist darauf ausgelegt dem Körper etwas Gutes zu tun und ihn nicht zu bestrafen.

Auch wenn das vielleicht am Anfang so erscheint. Doch der Organismus gewöhnt sich schnell an die Umstellung und blüht förmlich wieder auf. Zudem verschwinden etliche Symptome und Beschwerden und die Pfunde purzeln obendrein. Mit dem Verzicht auf Zucker verhält es sich genauso wie mit dem Verzicht auf Kohlenhydrate. Die erste Zeit wird Sie Nerven kosten, doch nach etwa 10 Tagen wird der erste Spuk vorüber sein und ihr Bedürfnis wird immer weiter schwinden. Quälen Sie sich also dieses eine mal, um danach für den Rest Ihres Lebens davon zu profitieren.

10 Rezepte ganz nach Ihrem Geschmack

Ein paar Tipps und Ideen, wie vielleicht künftig Ihr Essensalltag mit Low Carb aussehen kann:

Ofengemüse mit Fächer-Pesto-Hähnchen

Nährwertangaben pro Portion:
Eiweiß 58g
Fett 23g
KH 9g
kcal 485

Zutaten für 2 Portionen:

- 400 g (2 Stück Hähnchenbrust)
- 1 Mozzarella
- 4 EL entspricht 45 g (Tomatenpesto)
- 1 Tomate
- ½ rote Paprika
- 1 Stange Lauchzwiebel
- Pfeffer und Salz

Zubereitung:

- Eine Auflaufform oder ein Backblech mit Backpapier bereitstellen und den Backofen auf 180°C vorheizen.
- Im Anschluss das Gemüse klein hacken und in einer Schüssel mit Pfeffer und Salz vermengen. Das Gemüse vorher natürlich je nach Bedarf waschen oder auch schälen.
- Das Gemüse nun entweder in der Auflaufform oder auf das Backpapier geben.
- Zwischenzeitlich die Hähnchenbrust gut unter kaltem Wasser abwaschen und gut trocken tupfen. Danach gefächert mit einem scharfen Messer einschneiden.
- Mit 2 EL Tomatenpesto jede Hähnchenbrust gut einreiben und die frischen Mozzarella Scheiben in die Fächer der Hähnchenbrust geben. Nun wiederum mit Salz und Pfeffer würzen.
- Die Hähnchenbrust neben oder auf das Gemüse geben und im vorgeheizten Backofen bei 25 Minuten backen.

Low-Carb Protein Chocolate Cheesecake – zuckerfrei

Nährwertangaben pro Portion:
Eiweiß 86g
Fett 4g
KH 32g
kcal 508

Zutaten für 4 Portionen:

- 280 g Jogurt
- 280 g Frischkäse (Magerstufe)
- 120 g Xucker light
- 50 g Schoko-Proteinpulver
- 1 Prise Salz

Zubereitung:

- Alle Zutaten gut verrühren und den Backofen auf 160°C vorheizen.
- Die Kuchenform mit Backpapier auslegen. Man kann sie natürlich auch einfetten, so löst sich der Kuchen auch besser von der Form.
- Bei Ober- und Unterhitze den Kuchen für ca. 35 Minuten bei 160°C backen. Mit Ober- und Unterhitze, wird der Kuchen zudem saftiger.
- Nach der vorgegebenen Backzeit die Temperatur reduzieren (90°C) und nochmals gute 50 Minuten backen lassen. Den Ofen aber nicht öffnen, sonst fällt

der Kuchen in sich zusammen.

- Nach der Backzeit kann man mit einem Zahnstocher testen, ob der Kuchen schon fertig ist. Wenn dieser nach dem einstechen in den Kuchen sauber ist, ist der Kuchen genussbereit. Ansonsten muss nochmal für einige Minuten nachgebacken werden.
- Nach dem Backen den Kuchen gut auskühlen lassen und genießen.

Panierte Auberginen-Pommes-Sticks

Nährwertangaben pro Portion:
Eiweiß 14.9g
Fett 9.9g
KH 1.9g
kcal 158

Zutaten für 1 Portion:

- 50 g Mozzarella
- 4 große Champignons
- 2 Scheiben Bacon
- Frische kleingehackte Kräuter nach Wahl
- Pfeffer und Salz

Zubereitung:

- Ein Backblech mit Backpapier auslegen und den Backofen auf 200°C Oberhitze und Umluft einstellen.
- Den Stamm der Champignons entfernen und die

Champignons vorsichtig putzen. Im Pilz sollte ein Loch für die Füllung entstehen.

- Mit einem scharfen Messer den Bacon in kleine Stücke schneiden und damit das Loch der Champignons auskleiden.
- Anschließend den Mozzarella reiben und diesen in das Loch der Pilze füllen, wo sich bereits der Bacon befindet.
- Auf hoher Schiene im vorgeheizten Backofen ca. 10 bis 15 Minuten backen.
- Im Nachgang nun die Champignons mit den frischen Kräutern der Saison würzen.
- Einfach heiß genießen.

Überbackenes Gemüse

Nährwertangaben pro Portion:
Eiweiß 24g
Fett 14.3g
KH 19g
kcal 311

Zutaten für 1 Portion:

- 2 Champignons
- 1 Tomate
- 1 rote Paprika
- ½ Aubergine
- 500 geriebenen Parmesan

- Etwas Majoran
- Pfeffer und Salz
-

Zubereitung:

- Das Backblech mit einem Backpapier auslegen und den Backofen auf 200°C vorheizen (Umluft und Oberhitze).
- Die geschnittenen Zutaten in eine feuerfeste Auflaufform abwechselnd schichten.
- Mit Pfeffer und Salz würzen und den geriebenen Käse darüber streuen.
- Auf hoher Stufe und im vorgeheizten Backofen für 10 bis 15 Minuten backen lassen.
- Heiß servieren und zuvor mit Majoran oder Kräuter der Wahl garnieren. Guten Appetit.

Low-Carb Keto Würfel - zuckerfrei

Nährwertangaben pro Portion:
Eiweiß 5g
Fett 16.5g
KH 1g
kcal 179

Zutaten für 8 Portionen:

- 40 g Kokosmehl
- 40 g Xucker
- 5 Eier Größe M

- 1 TL Backpulver
- 3 EL Milch
- Etwas Vanillearoma (Nach Geschmack)
- 120 g Butter Kokosöl

Zubereitung:

- 2 Eier in einer Schüssel trennen und das Eiweiß im Nachgang steif schlagen.
- Nun die Butter schmelzen und gut abkühlen lassen.
- Das Kokosmehl mit dem Eigelb und Backpulver sowie dem Xucker gut vermengen und nun langsam die flüssige Butter hinzugeben und vorsichtig unterheben.
- Jetzt das Vanillearoma und die Milch hingeben und das Ganz gut vermengen.
- Das steife Eiweiß vorsichtig unter die Maße geben und unterheben.
- Das Waffeleisen erhitzen und mit etwas Kokosöl einfetten. Das kann mit einem Pinsel wie auch einem Küchenkrepp sein. Mit dem Kokosöl lösen sich die Waffeln wieder gut von Eisen ab.
- Nun die passende Menge je nach Waffelgröße geben.
- Den Vorgang so lange wiederholen, bis der Teig aufgebraucht ist.
- Als Topping kann man den Frischkäse und Beerenfrüchte verwenden. Schmeckt übrigens sehr lecker dazu und gibt den frischen und noch heißen Waffeln die gewisse Note.

Veganes Raw Tropical Bowl Müsli

Zutaten für 1 Portion:

- 100 ml Mandelmilch
- 60 g Ananas
- 50 g Raw Müsli
- 1 Papaya
- 2 Litschis
- 50 g dunkle Weintrauben
- ½ Apfel
- 1 Blatt Minze

Zubereitung

- Alle Fürchte waschen und wenn nötig kleinwürfelig schneiden.
- Die Mandelmilch mit dem Müsli in ein großes Gefäß geben.
- Die klein gewürfelten Früchte oben auf dem Müsli verteilen.
- Mit der Minze zum Schluss garnieren und fertig ist ein gesunder Start in den Tag.

Low-Carb Schoko-Protein-Käsekuchen

Nährwertangaben pro Portion:
Eiweiß 15g
Fett 6.6g
KH 3.9g

kcal 137

Zutaten für 8 Portionen:

- 200 g körniger Frischkäse
- 200 g Frischkäse mit 0,2 % Fett
- 200 g Quark (Fettstufe 20 %)
- 4 Eier
- 2 TL Schoko-Puddingpulver
- 1 EL Backpulver
- 1 EL Kakao (60 %)
- 120 g Xucker Light
- Etwas gehackte Nüsse
- Etwas Vanillearoma

Zubereitung

- Eine eingefettete Kuchenform bereitstellen und den Backofen auf 180°C Umluft vorheizen. Am besten eine runde Form mit losen Boden bei der Backform wählen.
- In eine Schüssel alle Zutaten geben und gleichmäßig mit dem Handmixer verrühren. So geht der Vorgang schneller vonstatten.
- Dann den Teig in die Kuchenform geben und schön glatt streichen.
- Gute 30 Minuten backen lassen, aber den Vorgang gut im Auge behalten.
- Anschließend den fertigen Kuchen aus dem Ofen nehmen, abkühlen lassen und mit etwas Schlagsahne genießen.

Garnelen Pfanne

Nährwertangaben pro Portion:
Eiweiß 13g
Fett 3g
KH 3g
kcal 133

Zutaten für 4 Portionen:

- 200 g Garnelen (TK-Ware oder frisch)
- 1 rote Paprika
- 1 Zucchini
- 1 mittelgroße Zwiebel
- ½ Avocado
- 1 Zitrone (Bio-Qualität)
- Etwas Olivenöl
- Frische Gartenkräuter
- Pfeffer und Salz

Zubereitung

- Die Zwiebel schälen und klein hacken und das Gemüse waschen, bei Bedarf schälen und klein schneiden.
- Die Garnelen gut waschen und vorsichtig trocken tupfen.
- Die Pfanne mit Olivenöl erhitzen und die Zwiebeln darin goldbraun andünsten. Anschließend das Gemüse

hinzugeben und bei mittlerer Hitze 10 Minuten mit der Zwiebel dünsten.

- Nun noch mit Pfeffer und Salz abschmecken.
- Das Gemüse zur Seite stellen und in einer andern Pfanne die Garnelen in Olivenöl und mit einer Zwiebel anbraten und das Gemüse hinzugeben und bei mittlerer Hitze zusammen 5 Minuten dünsten lassen.
- Zum Schluss noch die geschält Avocado kleingeschnitten mit frisch gepressten Zitronensaft hinzufügen und mit frischen Gartenkräutern vor dem Servieren garnieren. Ein mediterraner Gruß und guten Appetit.

Anti-Grippe Suppe

Nährwertangaben pro Portion:
Eiweiß 3g
Fett 22g
KH 5g
kcal 269

Zutaten für 4 Portionen:

- 1 bis 2 Stangen Staudensellerie
- ½ Hokkaido Kürbis
- 400 ml Kokosmilch
- Etwas frischen Ingwer
- 1 Knoblauchzehe
- 1 Zwiebel
- 1 ZL Kokosöl

- Pfeffer und Salz

Zubereitung

- Den gewaschenen Hokkaido Kürbis halbieren und entkernen und bitte nicht schälen. Auch den gewaschenen Staudensellerie waschen und in kleine Stücke schneiden.
- Den geschälten Knoblauch wie auch die geschälte Zwiebel fein hacken.
- In einem Topf beides mit Kokosöl andünsten und dann den kleingewürfelten Hokkaido hinzugeben und die Selleriewürfel hinzugeben.
- Nach 10 Minuten alles im Topf fein mit einem Mixer pürieren.
- Nun noch gut abschmecken und frische Kräuter darüber streuen.
- Wer möchte, kann zum guten Schluss auch eine geschälte frische Ingwerknolle darüber reiben. Das heizt jeder Erkältung richtig ein. Denn Ingwer wirkt entzündungshemmend wie auch antibiotisch.
- Auch gebackene Sellerieblätter passen perfekt zu der wohlschmeckend heißen und gesunden Suppe. Gute Besserung und guten Appetit.

Quinoa-Feta Auberginen Röllchen in fruchtiger Tomatensoße

Nährwertangaben pro Portion:
Eiweiß 8g

Fett 18g
KH 15g
kcal 270

Zutaten für 4 Portionen:

- 250 g Cherry-Tomaten
- 1 Aubergine
- 3 EL Olivenöl
- 1 Knoblauchzehe
- 1 Zwiebel
- 40 g Quinoa (gemischt)
- 40 g Feta Käse
- 40 g Pistazien
- Etwas frische Minze
- 2 EL Tomatenmark
- Frische Gartenkräuter
- 20 g Parmesan
- 200 g Dosentomaten

Zubereitung

- Als erstes den Backofen auf 200°C vorheizen.
- Im Anschluss die Auberginen waschen und dann in dünne Streifen schneiden. Am besten klappt das mit einer Brotschneidemaschine, wenn vorhanden.
- Ein Backblech mit Backpapier vorbereiten und die dünnen Auberginenstreifen darauf verteile und mit etwas Olivenöl beträufeln. Gut einziehen lassen.
- In einer heißen Pfanne die Auberginen anbraten und

die Pfanne dann zur Seite stellen.

- Für gute 10 Minuten das gewaschene Quinoa in Salzwasser aufkochen und dann wiederum ziehen lassen.
- Im Nachgang gut in einem Sieb abtropfen lassen.
- Nun die kleingehackten Pistazienkerne kurz anrösten und zu dem Quinoa geben und untermischen.
- Ebenfalls den Feta klein würfeln und unter das Quinoa mischen.
- Auch die feingehackte gewaschene Minze kommt hinzu.
- Angedünstet werden noch die geschälte feingehackte Zwiebel wie auch der geschälte feingehackte Knoblauch.
- Nachfolgend werden die gewaschenen ganzen Kirschtomaten und die ½ Dose Tomaten (bitte vorher abtropfen lassen) hinzugegeben und mit den Kräutern sowie Salz und Pfeffer abgeschmeckt. Eben ganz nach Ihrem Gusto.
- Nun die bereitgestellten Auberginenscheiben mit der Masse füllen. Dann aufrollen und mit einem Zahnstocher fixieren.
- Die gerollten Auberginen kurz beiseite stellen.
- In 2 Auflaufformen jeweils die Tomatensoße mit Auberginenröllchen geben und mit Olivenöl beträufeln und dem frischen Parmesan bestreuen.
- Im vorgeheizten Backofen ca. 20 Minuten auf mittlerer Schiene schmoren lassen. Einen herzhaften Appetit.

Sport -

Gesundheitsbewusstes Krafttraining

Passen Sport und eine chronische Erkrankung wirklich zusammen? Das werden sich viele Betroffene einer Autoimmunkrankheit fragen. Doch das eine, schließt das andere nicht aus. An guten Tagen ist Sport sogar ein Muss und diese Entscheidung hängt wie immer, vom eigenen Empfinden ab. Sicher ist auch immer das Herz-Kreislauf-System miteinzubeziehen.

Sport hat aber einen genialen Effekt, der Sie langfristig beim Abnehmen unterstützt, und zwar auch dann, wenn Sie faul auf der Couch herumlungern: den Muskelaufbau. Denn Muskeln sind unheimlich hungrige Fettverbrennungsmaschinen, die auch im Ruhezustand viel Energie benötigen. Wenn Sie also mit gezieltem Krafttraining ein paar Muskeln aufbauen, verbrauchen Sie jeden Tag mehr Fett als ein vergleichsweise unsportlicher Mensch.

Aber auch darüber hinaus gibt es gute Gründe, Sport zu machen, wenn man abnehmen will. Er setzt unsere Endorphine frei und macht glücklich. Der Abbau von Stress ist wiederum hilfreich bei der Fettverbrennung, denn diese kann durch Stresshormone gehemmt sein. Sport muss man nicht zwangsläufig von Kindesbeinen an machen oder gar ein Leistungssportler sein. Sport ist ein Mehrwert für Jedermann und hilft Ihnen in jeder Lebenslage. So können Sie mit Ihrem Sport nochmal ganz von vorne anfangen, auch wenn Sie chronisch krank sind.

Und dazu gilt es ein paar Regeln zu beachten. Sind Sie älter als 40 Jahre und weisen einen BMI von über 30 auf und rauchen oder haben längere Zeit geraucht? Dann sollten Sie vor Ihrem Training einen Arzt konsultieren. Hier wäre eine sportmedizinische Untersuchung sinnvoll. Dabei müssen das Herz-Kreislauf-System wie auch der Bewegungsapparat und Ihre Kondition durchgecheckt werden. Das gilt nur als reine Vorsichtsmaßnahme.

Stellen Sie Ihre Erwartungshaltung am Anfang des Trainings nicht zu hoch. Ihr Körper braucht nach dieser langen Rast, erst mal wieder den richtigen Fahrtwind in den Segeln. Ausdauer und Kondition kommen nicht von heute auf morgen. Auch werden Sie nicht gleich Kilo für Kilo abnehmen. Wie immer heißt es auch hier, in der Ruhe liegt die Kraft. Eine realistische Einstellung bringt Sie eher ans Ziel. Respektieren Sie zudem zu Beginn Ihres Trainings Ihre eigenen Belastungsgrenzen und testen diese nicht weiter aus. Als Hashimoto-Patient sollten Sie Ihren Körper langsam an Veränderungen gewöhnen. Erst, wenn Sie sich an das regelmäßige Training gewöhnt haben sollten Sie gezielt bis an Ihre Leistungsgrenzen gehen. Hierdurch zwingen Sie Ihren Körper zum Muskelaufbau.

Lauftraining

Laufen Sie zu unterschiedlichen Tageszeiten und das wenn möglich, in der freien und autofreien Natur. Wiesen- und Waldböden sind für Ihre Füße besser geeignet als harter Asphalt. Langfristig kann Asphaltjoggen sonst zu unerwünschten Muskelverhärtungen führen. Laufen Sie während des ersten halben Jahres nicht jeden Tag. Zwei bis drei Mal die Woche sind völlig ausreichend.

Denn die Knochen, Muskeln, Bänder, Sehnen wie auch Gelenke, müssen sich erst an die neue Belastung gewöhnen. Die Zeit zwischen den Belastungen dient der Regeneration. Gerade, wenn am Anfang Übergewicht besteht, sollte man es keinesfalls übertreiben. Das Gute am Laufen ist, dass Sie an der frischen Luft sind und genügend Sauerstoff tanken können. Das macht wiederum den Kopf frei. Mit einer Autoimmunkrankheit ist man keinesfalls invalide oder gar gehandicapt. Man muss einfach nach seinen Möglichkeiten und der jeweiligen Tageskondition trainieren.

Aerobes und Anaerobes Training

Achten Sie beim Training auf Ihren Puls. Wenn es um Fitnesstraining geht, ist häufig von anaerobem und aerobem Training die Rede. Doch woher wissen Sie, in welchem Bereich Sie trainieren?

Wie Sie in den vorangegangenen Kapiteln gelernt haben, benötigen Muskeln Energie, um arbeiten zu können. Diese Energie kann auf zwei Arten bezogen werden: mit Sauerstoff (=aerob) oder ohne Sauerstoff (=anaerob). Gemeint ist also der Sauerstoffverbrauch bei der Energieumwandlung im Körper während des Sports. In einem aeroben Energiestoffwechsel befindet sich der Körper bei leichter Belastung, wie einem leichten Ausdauertraining. Hierbei nimmt der Körper rote Muskelfasern zur Hilfe, da diese Sauerstoff aufnehmen. Bei einem schnellen, intensiven Training mit hoher Belastungsintensität hingegen benötigt der Körper in kürzester Zeit mehr Energie. Diese gewinnt der Körper durch die Umwandlung von Kohlenhydraten. Fette werden in diesem Bereich nicht verbrannt, denn für diesen Vorgang benötigt der Körper Sauerstoff. Anaerobes Training eignet sich also in erster Linie nicht für den Fettabbau, dafür ist es perfekt geeignet, um Muskeln aufzubauen, welche dann langfristig Fett verbrennen.

Um sicher festzustellen, ob Sie im aeroben oder anaeroben Bereich trainieren, sollten Sie während des Trainings ihren Puls im Auge behalten. Hierfür gibt es pauschale Richtwerte, die vom Alter und Geschlecht abhängen. Lassen Sie sich mit einem Rechner im Internet ihren optimalen Puls für ihr jeweiliges Training errechnen, um Kontrolle über ihre Trainingserfolge zu erlangen. Beginnen Sie mit einem aeroben Training. Ein langsames Laufen, bei der die Energiegewinnung über die Fettsäurezerlegung unter Schonung der Glykogen-Vorräte erfolgt. Wenn Sie sich an das regelmäßige Training gewöhnt haben, sollten Sie mit dem anaeroben Training fortfahren. Langfristig wird Ihnen Muskelmasse viel mehr Vorteile bieten.

Achten Sie immer nach dem Sport auf Heißhungerattacken. Denn was Sie sich, wenn man so will, mühsam abtrainieren sollten Sie nicht gleich wieder zu sich nehmen. Essen Sie während des Trainings wie sonst üblich keine Kohlenhydrate, sondern bleiben Sie hart. Achten Sie beim Training auch auf Temperaturreize. Denn deutliche Temperaturschwankungen wie Hitze und extreme Kälte, beeinflussen die Schilddrüsenfunktion. Diese hat dann so ihre Anpassungsschwierigkeiten. Trainieren Sie daher bei moderaten Temperaturen von 15 bis 25°C. Zudem sind auch Ihre jeweiligen Werte im Spiel. Bei einer Schilddrüsenunterfunktion fühlen sich die Betroffenen nach dem Laufe schlechter, da T4 fehlt und T3 wiederum absinkt. Als Hashimoto-Patient fühlen Sie sich nach dem Laufen wiederum besser, da die fT4-Werte relativ hoch zu den fT3-Werten stehen. So hat der Sport zur Folge, dass in diesem Zusammenhang eine Umwandlung von T4 in T3 stattfindet. Beeinträchtigt ist bei Hashimoto-Patienten dadurch die Atemmuskulatur, Sie kommen schneller aus der Puste, Muskelkrämpfe und Verhärtungen können entstehen. Und die Bauchmuskulatur macht sich mit Seitenstechen schmerzhaft bemerkbar. Demzufolge benötigen Sie vor dem Training eine längere Aufwärmphase, lassen Sie es zu Beginn ruhig angehen, mit der Zeit wird sich ihr Körper an die veränderte Belastung gewöhnen. Lassen Sie in diesem Zusammenhang auch die Eisenwerte im Blut kontrollieren. Meist resultieren diese Defizite durch einen bestehenden Eisenmangel.

Es kommt auf den richtigen Sport an

Wie immer geht es auch bei Autoimmunerkrankten um den Muskelaufbau. Doch nicht nur die Muskeln stehen im Vordergrund, auch der Stoffwechsel. Hashimoto-Patienten weisen bereits einen reduzierten Stoffwechsel auf. Das Krafttraining ist demzufolge optimal, da es Muskeln aufbaut und somit den durch die Schilddrüsenunterfunktion reduzierten Verbrauch wieder steigert. Zudem wird der Stoffwechsel durch das Training angekurbelt, Sie gewinnen im Alltag enorm an Energie. So wird das Krafttraining auch für die medizinische Kräftigungstherapie verwendet. Ziel ist es den Körper so zu belasten, dass sich durch die morphologische Veränderung im Zentralnervensystem, im Bewegungsapparat und Kreislauf, die Fähigkeiten zur Kraftentfaltung steigert. Zudem werden Stress und negative Einflüsse mit abgebaut. Beachten Sie aber, um die Stoffwechselregulation zu betreiben, benötigt Ihr Körper ausreichen Eisen, Wasser, Eiweiß sowie Mineralstoffe und dazugehörige Vitamine. Wiederum muss die vom Körper geforderte Belastung, der Trainingsreiz, ausreichend groß sein.

Demnach erfolgen die Zusammenhänge in folgender Reihenfolge:

- Die Koordination wird durch das Zentralnervensystem zwischen den einzelnen Muskeln verbessert.
- Um die Muskulatur kurz vor oder nach einem Training oder einer Beanspruchung besser mit Blut und damit auch mit Nährstoffen zu versorgen, ist die initiierte Anpassung des Herz-Kreislaufsystems vonnöten.
- Der Stoffwechsel baut größere Reservekapazitäten auf. Das wiederum die Versorgung der Muskulatur trotz erhöhten Verbrauchs nach einer Beanspruchung sicherstellt.

- Die Erhöhung der maximalen Kraftfähigkeiten in den Muskeln wirkt sich je nach Kraftsporttraining auf die Kraftausdauer, Schnellkraft und Ausdauer aus. Die Energiebereitstellung wird mittels Sauerstoff hergestellt. So erhöht sich wiederum in den Muskeln die Belastungsgestaltung. Die intramuskuläre Koordination wird im zentralnervösen Adaptionseffekt letztendlich verbessert.

Demzufolge passen sich die Gelenkstrukturen nach und nach der Belastungslage und -Grenze an. Des Weiteren ist eine Elastizitätserhöhung gegeben. Wir wirken mit der Zeit dann wieder geschmeidiger. Um chronischen Schäden wie Arthrose vorzubeugen, sollte unser Augenmerk auf eine gleichmäßige und optimale Belastung ausgerichtet sein. Und bedenken Sie beim Sport immer: Muskeln fressen Fett. Somit ist es sinnvoll Ihre Eiweißzufuhr zu erhöhen. Bewegung und Muskeln sind die Geheimhaffe, um Ihr Gewicht trotz Hashimoto in den Griff bekommen.

Welches Krafttraining darf es sein?

Stellen Sie sich jetzt bitte keine Fitnesshochburgen für Extremsportler vor, wo Sie im Schweiße Ihres Angesichts mit Bodybuildern üben. Es geht vielmehr um Ihre Erkrankung und das damit verbundene Übergewicht. Springen, Klettern, Sprinten und Kämpfen sind gemeint. Wobei letztes nicht im Nahkampf mit dem unsympathischen Nachbarn ausgetragen werden sollte. Aber das Krafttraining simuliert das Ganze und wird mit dem eigenen Körpergewicht durchgeführt. Und es produziert Myokine, die wiederum durch das Training entzündungshemmende Botenstoffe auslösen. Somit haben die Myokine, die nichts anderes als Proteine sind, einen positiven Einfluss auf unsere Hormone. Aber nur, wenn Sie auch Sport betreiben.

Beim gesundheitsorientierten Krafttraining geht es nicht um etwaige Trainingseinheiten, oder Kniebeugen und das Bankdrücken, es geht vielmehr um die richtige Ausführung. Bedenken Sie immer während Ihres Trainings, unsere Muskeln sind im Grunde genommen degeneriert. Denn eine Folge von Hashimoto-Thyreoiditis ist eine anhaltende Muskelschwäche bei ausbleibendem Training. Doch gerade Ihre Erkrankung zwingt Sie dazu etwas zu tun und besonders bei Übergewicht ist das Krafttraining anderen Sportarten vorzuziehen.

Bevor Sie also mit irgendwelchen Übungen starten, wäre ein angepasstes Training von Vorteil. Es muss zu Ihnen passen und nicht umgekehrt und Ihnen guttun. Sei es das Laufen oder ein Langhanteltraining. Beziehen Sie aber immer alle Körperstrukturen mit ein. Und es geht dabei nicht um schneller, höher, weiter, sondern nur um Sie. Langsame und gleichmäßige Bewegungen sollten es anfangs sein. Der Körper muss wieder lernen, sich zu dehnen und zu strecken. So entsteht die Kräftigung der Muskeln wie auch Sehnen. Achten Sie bei Ihren Ausführungen darauf, dass die Nebennieren nicht mit eingeschaltet werden. "Wie jetzt?!", werden Sie denken, "das weiß ich doch nicht!" Bei Menschen mit einer Autoimmunerkrankung laufen viele Prozesse anders als bei gesunden Menschen ab. Halten Sie daher die Belastung in Ihren Übungen eher kurz, außer, Sie fühlen sich fit und stabil. Wichtig ist dabei immer Ihr Körpergefühl. Sind Sie noch unsicher und unentschlossen, wagen Sie sich ruhig einmal an das Gerätetraining heran. Eine Schnupperstunde sozusagen und das können erstmal das Freihand- wie auch Langhanteltraining sein. Kleine Gewichte mit großer Wirkung. Bevor Sie sich an die Geräte heranwagen. Probieren Sie alle Varianten einfach mal aus. Für manche wiederum ist das Freihanteltraining durchaus attraktiver und effektiver, als das Gerätetraining. Entscheidend ist wie Sie sich dabei fühlen, damit die Übungen nicht in Frust ausarten. Um den Cortisol-Spiegel nach unten zu dividieren sind auch Pilates und Yoga als zusätzliche Stütze anzuraten. Sie dienen der Entspannung und bauen wiederum stetig Muskeln auf. Yoga ist allerdings eher für den moderaten Muskelaufbau gedacht, man darf hier keine großen Wunder erwarten.

Möchten Sie vielleicht einen Gang höher schalten? Dann ist das Power-Yoga wie für Sie gemacht. Es ist für die Seele wie auch die Figur wohltuend. Dabei werden die Atemtechnik, Bewegungsabläufe und die Position dem Praktizierendem angepasst. Es geht um mehr Beweglichkeit, Körperkraft und die Balance im Allgemeinen. All das wird zu dynamischen Bewegungsabläufen verbunden und die richtige Atemtechnik integriert und trainiert. Die Schonung des Körpers wie auch die mentale Ruhe sind hier in jedem Fall gegeben.

Bleiben Sie am Ball

Erkrankungen sind dafür da, um ihnen die kalte Schulter zu zeigen. Sie dürfen uns nicht beherrschen und die Macht über uns einnehmen. Sport sollte dabei helfen und effektiv sein, doch dazu ist es notwendig, hin und wieder den inneren Schweinehund zu überwinden. Denn jedes Kilo zu viel, macht auf Dauer krank und Sie möchten doch wieder rank und schlank sein.

Sie haben es schwerer als manch gesunder Mensch abzunehmen, aber der Sport wird es Ihnen dauerhaft leichter machen, denn mit jedem Gramm Muskelmasse steigt ihr Grundumsatz. Sie regen die Fettverbrennung und den Stoffwechsel an und verlieren langsam aber stetig Pfund für Pfund. Ein gesundheitlicher Aspekt, der auch Ihre Beschwerden ein Stück weit zurückdrängt.

Doch wenn Sie wie viele Hashimoto Patienten häufig an grippeähnlichen Symptomen leiden, sollten Sie Ihre sportlichen Betätigungen eine Zeit lang einschränken, bis diese abgeklungen sind.

Wenn Ihnen das Krafttraining ganz und gar nicht zusagt, können Sie sich auch nach einer Vereinssportart umsehen. Die Auswahl ist groß und die menschliche Interaktion und der Spaß sind ebenso gesundheitsfördernd. Doch auch in diesem Fall gilt: Lassen Sie Ihre Sportart nicht im Sand verlaufen, sondern seien Sie lieber gründlich bei der Auswahl. Auch ein Personal Trainer kann sehr hilfreich sein. Dieser sollte sich aber vorweg gut mit der Autoimmunkrankheit auskennen. Denn das Hashimoto-Syndrom und die entsprechenden Symptome sollten Ernst genommen werden, wenn Ihr Trainer Sie mit grippeähnlichen Symptomen zum Sport zwingt, ist es Zeit, ihn auszutauschen.

Und bedenken Sie, jeder Sport ist besser als keiner. Bedenken. Die Regelmäßigkeit ist zu Beginn der wichtigste Faktor. Genauso wie bei der Low Carb Diät oder beim Verzicht auf Zucker werden Ihnen die ersten zwei Wochen sehr schwer fallen. Versuchen Sie in dieser Zeit drei mal pro Woche ein moderates Training von einer Stunde zu integrieren. Ab der dritten Woche wird es Ihnen schon viel leichter fallen, sich selbst zu motivieren, da Ihr Körper sich an die regelmäßige Bewegung gewöhnt hat. Sobald Sie diesen Zustand erreicht haben, werden Sie nur noch wenig Disziplin benötigen, um ihr Sportpensum aufrecht zu erhalten.

Nahrungs-Ergänzungsmittel

für Hashimoto Patienten

Auch, wenn es die mit Nahrungsergänzungsmitteln vollgestopften Regale in jeder Drogerie nicht vermuten lassen: In Deutschland sind die meisten Menschen mit fast allen Vitaminen gut versorgt. Ein flächendeckender Mangel besteht lediglich an zwei Vitaminen. Das Erste ist das durch Sonneneinstrahlung produzierte Vitamin D, was beweist, dass wir uns in der modernen Zeit viel zu selten vor die Tür bewegen. Bei Zweitem handelt es sich um das Vitamin B12, welches durch den Einsatz von Düngemitteln und Pestiziden kaum noch natürlich vorkommt und weshalb selbst den Tieren in der Massentierhaltung synthetisch hergestelltes Vitamin B12 über das Futter zugeführt wird. An allen anderen Vitaminen und Mineralstoffen herrscht nur bei wenigen Menschen ein Mangel. Warum also widmet dieses Buch dem Thema Nahrungsergänzungsmittel ein ganzes Kapitel?

Leider haben Menschen mit Hashimoto-Thyreoiditis einen weitaus höheren Bedarf an Vitaminen und Mineralstoffen, als gesunde Menschen. Denn durch den ständigen Entzündungsherd der Schilddrüse werden mehr Nährstoffe benötigt. Zudem werden einige Vitamine und Mineralstoffe schlechter im Verdauungssystem aufgenommen. Diesem Umstand sollte mit Supplementen entgegengewirkt werden. Betroffene sollten hierfür zwei mal im Jahr einen Bluttest machen, um den genauen Bedarf zu ermitteln und eine Über- wie Unterversorgung auszuschließen.

Um einer Nährstoffverarmung vorzubeugen, können klug gewählte Nahrungsergänzungsmittel die TPO-Antikörper senken und das Immunsystem aufrechterhalten. Ein unterstützender Effekt, der in Kombination mit der Low Carb Methode und Sport, der Schilddrüse wieder auf die Beine hilft. Dies sind die drei Komponenten, die zu einem beschwerdefreien Leben trotz Hashimoto-Thyreoiditis führen.

Es ist immer zu beachten, dass Nahrungsergänzungsmittel nicht der Ersatz für ein gesundes Essen sind. Sie sind im Gegenteil grade dazu da, um die aufgenommene Vitaminmenge um die Menge zu ergänzen, die Sie aufgrund Ihrer Autoimmunkrankheit an Mehrbedarf benötigen.

Vitamine, Mineralien und Spurenelemente

Sind wir krank, müssen wir ausreichend mit Nährstoffen wie auch Mineralien versorgt werden. Doch nicht immer ist dies machbar, oder in der Vielzahl des Nährstoffkomplexes gegeben. Etliche Parameter kann der Organismus selbst produzieren, wie Eisen, Zink, Mangan, Selen und Kupfer. Doch leider trifft das nicht in ausreichendem Maße bei Hashimoto-Patienten zu. Und wer nimmt schon täglich gleich viele Vitamine und Nährstoffe zu sich.
Nahrungsergänzungsmittel sinnvoll einzusetzen ist da das

Mittel der Wahl. Und so kommen wir auch gleich auf den Punkt. Die Schilddrüse benötigt folgende Nährstoffe, um wohlwollend ihren Dienst zu erweisen:

- Zink
- Kalium
- Selen
- Eisen
- Magensäure (wird vom Organismus bereitgestellt)
- Vitamin A, B, D und E
- Jod (dies in abgestimmter Form)

Und dieser Komplex, möchte gut dosiert sein und ist nicht nur für die Schilddrüse, sondern auch für Leber, Darm und die Nebennieren unentbehrlich.

Welche Werte sind laut Labor im Normalbereich?

Nährstoffwerte im Optimal-Bereich:

- Holo-TC = >100pmol/l (dies ist die vom Körper aktive nutzbare Form des Vitamin B12)
- Selen = 140-160mcg/l
- Zink = 1,5mg/l oder 18mcol/l
- Magnesium = 1,1 mmol/l
- Vitamin D (25 OH-Vitamin D3) = 80ng/ml oder 200nmol/l
- Ferritin (Eisen) = > 100ng/ml
- Vitamin B12 = 800pmol/l oder 1000pg/ml (siehe auch Holo-TC)

Das Problem Magensäure

Eigentlich wird die Magensäure bei einem gesunden Menschen durch den Organismus selbst produziert. Im Fall einer Autoimmunerkrankung sollte dieser Vorgang jedoch unterstützt werden. Wer sich nicht nur auf probiotische Produkte verlassen möchte, kann hier zur Kapselform greifen und Pepsin wie auch Betain supplementieren. Beide heben den Magensäurespiegel wieder an.

Denn genauso wie der Darm, spielt auch der Magen eine wichtige Rolle bei Autoimmunerkrankten. Schließlich und endlich sollen die Magensäfte Nahrungsmittel gut aufspalten, ihren Nutzen daraus ziehen und der Darm sie letztendlich gut verdauen und wieder ausscheiden. Eine Kapsel pro Mahlzeit reicht bereits schon aus. Die Einnahme bewirkt, dass die Säureproduktion und die Verdauungsenzyme angeregt und wiederum mehr Nährstoffe über die Nahrung aufgenommen werden. Treten dennoch Beschwerden auf, ist ein Helicobacter Test ratsam.

Vitamin B12 Mangel beheben

Vitamin B12 kommt in tierischen Produkten, wie Geflügel, Fleisch, Eiern, Milch und Milchprodukten und auch in Fisch vor. Leider können Tiere heutzutage durch den Einsatz von Düngemitteln und Pestiziden selbst weniger B12 produzieren, weshalb auch Nutztieren über das Futtermittel synthetisches Vitamin B12 zugeführt wird. Durch die verschlechterte Aufnahme entsteht auch bei fleischhaltiger Ernährung häufig ein Vitamin B12-Mangel, weshalb es in den meisten Fällen supplementiert werden sollte.

Veganer und Vegetarier sollten hier in jedem Fall, ob mit oder ohne Autoimmunerkrankung, zu Vitamin B12 Tabletten greifen. Die Einnahme erfolgt sublingual, wird also unter der Zunge aufgelöst. Optimal ist eine Dosierung von 1mg bis 3 mg täglich.

Magnesium

Magnesium spielt eine sehr zentrale Rolle im Nervensystem, wie auch der Muskulatur. Pro Tag sollten 300 bis 400 mg eingenommen werden. Mangelsymptome sind dabei Kopfschmerzen, Bluthochdruck, Reizbarkeit, Muskelverspannungen und Krämpfe wie auch kalte Hände und Füße, um nur einige Symptome zu nennen.

Eisen

Mit der Einnahme von Nahrungsergänzungsmitteln, wie einem Eisenpräparat, steigt der Eisenwert nur sehr langsam im Blut. Es empfiehlt sich daher, den Wert regelmäßig kontrollieren zu lassen. Wenn möglich, die Tabletten nüchtern einnehmen und am besten mit Vitamin C und mindestens 4 Stunden Abstand zu anderen Nahrungsergänzungsmitteln oder auch schwarzem Tee und Kaffee halten.

Vitamin D

Mehr als 50% der Deutschen haben einen Mangel an Vitamin D. Nicht nur im Fall einer Autoimmunerkrankung, sondern generell ist es daher in den meisten Fällen angebracht, Vitamin D zu supplementieren.

Dieser Umstand rührt daher, dass Vitamin D nur in kleinen Mengen durch die Nahrung aufgenommen werden kann. Egal wie viel Makrele und Lachs Sie essen, ihren täglichen Bedarf an Vitamin D werden Sie durch die Nahrung nicht decken können. Stattdessen wird Vitamin D vom Körper selbst produziert, wenn Sonnenlicht, genauer gesagt UV-B-Strahlung, auf unsere Haut trifft. Durch unsere städtische Lebensweise und einen Tagesablauf, der hauptsächlich in geschlossenen Räumen stattfindet erklärt sich, weshalb die meisten Menschen heutzutage einen Mangel an Vitamin D zu verzeichnen haben.

Da Autoimmunerkrankte generell einen Mehrbedarf an Vitamin D haben, ist die Supplementierung dieses Vitamins in diesen Fällen fast immer ratsam. Der Tagesbedarf liegt hierbei zwischen 5.000 IE und 8.000 IE. Vitamin D sollte täglich supplementiert werden. Denn bei Vitamin D handelt es sich um ein lebensnotwendiges Vitamin, welches nicht nur für einen stabilen Knochenbau wichtig ist, sondern auch für unsere neurologische Verfassung eine Rolle spielt. So ist die Abwesenheit der Sonne und der daraus resultierende Vitamin D-Mangel im Winter mitverantwortlich für die allseits bekannte "Winterdepression".

Selen

Um eine gute antioxidative Wirkung zu erreichen, liegen gute Selenwerte bei 140 bis 160 mcg/l laut Laborbericht. Ein natürlich vorhandenes Spurenelement in der Erde stellt Selen dar, das auch in geringen Mengen im Wasser vorkommt. Es wirkt entzündungshemmend und sorgt für die Aufrechterhaltung des Stoffwechsels. Zudem reduziert Selen die Autoimmun- und Schilddrüsenerkrankung und schützt wiederum vor Krebs. Es macht den Körper also stabiler und weniger angreifbar bei Infektionen.

Zink

Der Richtwert von Zink geht an die obere Normgrenze und muss im Blut regelmäßig gemessen werden, da sonst eine Überdosierung besteht. Und dennoch darf es im Bausteinkasten „Körper“ keineswegs fehlen. So ist Zink für die Zellteilung wie auch den Eiweißstoffwechsel von großer Bedeutung. Auch etliche Hormone sind auf das Zutun von Zink angewiesen.

Die wichtigen Zinklieferanten sind die Leber von Schwein, Kalb und Rind und somit nicht jedermanns Sache. Aber auch in Fisch und Meeresfrüchten ist ausreichend Zink zu finden. Etliche Käsesorten stehen wie auch Eier und Hirse auf dem Programm. So rät die Deutsche Gesellschaft für Ernährung (DGE) Männern zu 10 Milligramm pro Tag und Frauen zu 7 Milligramm täglich. Im Blutplasma kann somit von Ihrem Arzt, ein Zinkmangel schnell und einfach nachgewiesen werden. Bekannte Symptome eines Mangels sind hierbei

Haarausfall, Appetitlosigkeit und eine schlechte Wundheilung. Aber Achtung, zu viel Zink kann zu Erbrechen, Durchfall und Bauchschmerzen führen.

Omega 3

Auch hier gilt, dass dieses Nahrungsergänzungsmittel nur unter einer Blutkontrolle wirklich seinen Sinn und Zweck erfüllen kann. Dennoch sind Omega 3-Fettsäuren gut und schützen z.B. vor einer Arterienverkalkung. Und es kann bei weitem noch viel mehr. Denn es schenkt uns lebenswichtige Fette die für Herz und Kreislauf wichtig sind. Auch schützen die Omega 3-Fettsäuren vor Entzündungen und Infektionen und sorgen für einen gesunden und aktiven Stoffwechsel. Ebenfalls beeinflusst es im positiven Sinne die Produktion von Hormonen und deren Aufgabengebieten. Die größte Quelle an Omega 3-Fettsäuren stellt Fisch dar, nur kommt dieser nicht täglich auf den Tisch. Daher sollte bei einer Autoimmunerkrankung vorrangig das Blutergebnis ausgewertet werden, um optimal mit Nahrungsergänzungsmitteln eingreifen zu können.

Erklärung zu Nahrungsergänzungsmittel

Für Hashimoto-Patienten sind Nahrungsergänzungsmitteln eine wichtige Säule der Therapie. Denn Nährstoffmängel verschlimmern den Krankheitsverlauf und führen durch einen steigenden Mehrbedarf in eine Abwertsspirale. Grade im fortgeschrittenen Stadium ist es häufig nicht mehr möglich, über die Nahrungsaufnahme eine ausreichende Versorgung zu gewährleisten. Denn gerade hier tragen eine gestörte

Darmflora und geschädigte Darmwand dazu bei, dass Nährstoffe nicht mehr optimal aufgenommen werden können.

Anhand eines Blutbildes sind Defizite schnell und einfach eruiert und mit qualitativ hochwertigen Nahrungsergänzungsmitteln gut in den Griff zu bekommen. Besonders Vitamin D sollte bei einer Erkrankung supplementiert werden. Häufig berichten Betroffene, dass allein durch die Einnahme von Vitamin D enorme Verbesserungen ihrer Beschwerden eintraten.

Nochmal eine kurze Übersicht zu den wichtigsten natürlichen Helfern:

Ferritin – Eisen

- Wichtig für den Sauerstofftransport
- Wichtig für die Umwandlung von T4 in das wiederum stoffwechselwirksame T3
- Wichtig für die Bildung von Melatonin, Serotonin und Cortisol

Symptome Eisenmangel: Frieren, Haarausfall, eingerissene Mundwinkel, Kopfschmerzen, Schwindel, Müdigkeit, Schlafstörungen, Restless-Leg-Syndrom, Depressionen, Konzentrationsschwierigkeiten, Blutarmut, Herzbeschwerden und Blässe

Eine regelmäßige Kontrolle bei der Einnahme von Nahrungsergänzungsmitteln ist daher empfohlen, um keine Überdosierung hervorzurufen. Schwankungen im Blut bleiben aber niemals aus. Ein Speicherwert von 90ng/ml ist normal.

Präparate: Curryblattextrakt, Eisen-II-Sulfat. Beide sind ein rein natürliche Energielieferant.

Nehmen Sie Eisenpräparate zur Sicherheit nicht mit Kalzium, Kaffee und Schwarztee, Zink und Magnesium ein. Dagegen fördert Vitamin C hingegen, die Aufnahme von Eisen. Fragen Sie dazu auch Ihren Arzt oder Apotheker.

Vitamin D

- Wichtig für die Knochenfunktion, Gelenke, Muskeln, Nerven und dem Kreislauf
- Wichtig für die Einlagerung von Kalzium in den Knochen
- Wichtig zum Schutz vor Allergien, Infekten, Krebs, Osteoporose und Autoimmunerkrankungen Symptome

Symptome Vitamin D-Mangel: Kreislaufbeschwerden, Gelenkschmerzen, Allergien, Rückenschmerzen, Muskelschwäche, Rheuma, Schlafstörungen, Migräne, Antriebslosigkeit, Hautprobleme, Autoimmunerkrankungen, Osteoporose, Erschöpfungszustände und Müdigkeit, Schwindel, Infektanfälligkeit, Kopf- und Nackenschmerzen sowie Depressionen

Es wird eine Dosis von 5000 bis 8000 IE empfohlen.

Präparate: Vitamin D3 Tropfen, Tabletten oder Kapseln und Cholecalciferol in Form von ölhaltiger Lösung

Eingenommen wird das Vitamin D-Präparat am besten zusammen mit Magnesium. Dieses aktiviert die Aufnahme von Kalzium in den Knochen. Höhere Einnahmen von Vitamin D hingegen erfordern wiederum die Einnahme von Vitamin K. So verhindert das Vitamin K die Ablagerung in den Gefäßen und Organen und kann keinen Schaden anrichten. Dies ist aber wirklich nur bei einer erhöhten Dosis wichtig, in der Praxis kommt es tatsächlich so selten zu einer Überdosierung, dass die Symptome einer Überdosis kaum bekannt sind.

Magnesium

- Wichtig für die Aufnahme von Vitamin D
- Wichtig für Nerven und die Muskulatur
- Wichtig für den Energiestoffwechsel und die Aktivierung der Enzyme

Symptome Magnesium-Mangel: Appetitlosigkeit, Kaliummangel, Taubheitsgefühl in den Händen und Füßen, Durchblutungsstörungen, Übelkeit, Schlafstörungen, Schwindel, Müdigkeit, Kopfschmerzen und Reizbarkeit, Herzrasen sowie Durchblutungsstörungen

Hier liegt der Normalwert bei 0,8 und 1mmol/I. Da Magnesium wasserlöslich ist, wird ein Überschuss in der Regel mit dem Urin wieder ausgeschieden. Lediglich bei nicht intakter Nierenfunktion können Symptome einer

Überdosierung zu Tage treten.

Präparate: Magnesiumcitratkapseln oder Magnesiumchloridkapseln.

Mit Eisen und Zink sollten Magnesiumpräparate nicht zusammen eingenommen werden. Auch zu den Schilddrüsenhormonen sollte ein Abstand von 2 Stunden eingehalten werden.

Vitamin B12

- Wichtig für den Eiweißstoffwechsel
- Wichtig für die Nervenfunktion
- Wichtig für das Zellwachstum und ist für die Bildung der roten Blutkörper verantwortlich

Symptome Vitamin B12-Mangel: Erschöpfung, Taubheit und Kribbeln, Schmerzen, Missempfindungen, Angststörungen, Sehstörungen, Schwindel, Entzündungserscheinungen von Magen, Darm und Mund, depressive Verstimmungen, Konzentrationsstörungen, Vergesslichkeit, Blutarmut, Gangunsicherheit, Vergesslichkeit, Blässe und eingerissene Mundwinkel, Müdigkeit, Muskelschwäche

Ein Holo-TC-Wert über 50pmol/l sollte angestrebt werden. Die Bestimmung im Serum erfolgt anhand des Holo-TC oder im Urin (MMA-Test).

Präparate: Vitamin B Lutschtabletten oder

Methylcobalamin, ebenfalls möglich ist die Verwendung von Vitamin-B12-Zahnpasta

Da die B-Vitamine untereinander synergetisch wirken, empfiehlt sich in den meisten Fällen die Einnahme eines Vitamin B-Komplexes. Diese Wirkung ist gerade bei einer Aufnahmestörung durch eine Entzündung im Magen-Darm-Trakt durchaus empfehlenswert. So sind Lutschtabletten (sublingual) oder im Ernstfall eine Injektion (subkutan) ratsam.

Zink

- Wichtig für den Schutz vor Entzündungen
- Wichtig für den Zellstoffwechsel
- Wichtig für das Immunsystem

Symptome Zink-Mangel: Haarausfall, Nachtblindheit, Wachstumsstörungen bei Kindern, Hautentzündungen, brüchige Haare wie auch Nägel, trockene Haut, verzögerte Wundheilung, Antriebslosigkeit, Hautentzündungen, Appetitlosigkeit

Weitere Veränderungen aufgrund eines Zinkmangels sind im Blut sichtbar. Hier ist die verringerte Anzahl von Blutzellen oder Cortisol zu beachten. Dennoch ist der Blutwert alleine nicht aussagekräftig, da Zink in den Muskeln wie auch Knochen gespeichert wird. Zu viel Zink, also eine Überdosierung, kann wiederum zu einem Kupfermangel führen.

Präparate: Zinktabletten, Zinkgluconat oder Zinkorotat.

In Verbindung mit Magnesium, Kalzium und Eisen, sowie Schilddrüsenmedikamenten sollten Zinktabletten nicht zeitgleich eingenommen werden. Hier sollte ein Abstand von zwei Stunden zwischen der Einnahme der jeweiligen Medikamente beziehungsweise Nährstoffe eingehalten werden.

Selen

- Wichtig für die Umwandlung der Schilddrüsenhormone
- Wichtig für den Schutz der Zellen vor oxidativen Schäden
- Wichtig für die Entgiftung Wichtig für das Immunsystem

Symptome Selen-Mangel: Müdigkeit, Schädigungen des Herzmuskels, erhöhte Anfälligkeit für bakterielle Infektionen, dünne Haare, trockene Haut, Gelenkbeschwerden, Leistungsschwäche, Nagelveränderungen wie weiße Flecken oder Querrillen

Ein Wert von 120µg/l sollte angestrebt werden. Ob die Versorgung mit Selen ausreichend ist, lässt sich durch die Bestimmung von Selen im Blut nachweisen. Hierbei sollte der Selengehalt im Vollblut bestimmt werden. Dieser Wert spiegelt die Langzeitversorgung wider. Es sollte eine Überdosierung mit Selen vermieden werden. Bemerkbar macht sich diese durch knoblauchartigen Mund- und

Körpergeruch, Haarausfall sowie Kopfschmerzen und Verdauungsstörungen.

Präparate: Selenkapseln, Natriumselenit oder Selenmethionin

Dosen ab 200 µg täglich sollen für die Verschlechterung von Diabetes verantwortlich sein. Natriumselenit sollte nicht zusammen mit Vitamin C eingenommen werden.

Für Menschen mit dem Hashimoto-Syndrom sind einige Nahrungsergänzungsmittel sicher unentbehrlich und sollten sich nach dem aktuellen Stand der Dinge richten und im besten Fall mit dem behandeln den Arzt abgesprochen werden. Es gibt aber nicht nur Einzelpräparate, sondern auch Multinährstoffpräparte. Sie beugen in jedem Fall einem größeren Mangel vor. Nahrungsergänzungsmittel helfen jedoch nur unterstützend und ersetzen keine vitalstoffreiche Kost. Nur so können genügend Mineralien, Spurenelemente, Antioxidantien und Vitamine aufgenommen werden. Verwenden Sie daher schon am Morgen einen leckeren frisch zubereiteten Smoothie. Dieser enthält Nährstoffe, die in keiner Ernährung fehlen sollte.

Nährstoffe die für Schilddrüsenpatienten wichtig sind:

- Das bekannte Sonnenvitamin Vitamin D
- Die wertvollen Vitamine des B-Komplex Bromelain, Coenzym Q10, Omega-3-Fettsäuren, L-Carnitin und Aminosäuren
- Antioxidantien wie Selen, Zink und die Vitamine A, C,

E
- Magnesium und Calcium
- Das Spurenelement Eisen

Wie bereits erwähnt, können Sie frisches Obst und Gemüse und deren Inhaltsstoffe keinesfalls ersetzen. Sie sind aber, wie der Name schon sagt, eine gute Ergänzung. Bei chronischen Erkrankungen wie Autoimmunerkrankungen, ist es definitiv ratsam, Nahrungsergänzungsmittel hinzuzuziehen.

Verlassen Sie sich aber bitte nicht gänzlich auf die gängigen Nährstoffangaben. Diese geben nur grobe Anhaltspunkte, als Hashimoto Patient ist ihr Bedarf an vielen Nährstoffen erhöht. Zudem müssen das Alter, der Gesundheitszustand, wie auch das Geschlecht mit einbezogen werden. Anhand dieser Angaben kann der Tagesbedarf an Mineralstoffen und Vitaminen errechnet werden.

Hashimoto und die Pille

Die Pille ist für viele Frauen Fluch und Segen zugleich, für manche aber entwickelt sie sich zum wahren Teufelskreis für den die Ursache lange unentdeckt bleibt. Ein sensibles hormonelles System kann man nicht so leicht hinter das Licht führen. Und so kann auch die Pille ein Auslöser für die Entstehung von Hashimoto-Thyreoiditis sein.

Denn grade die Einnahme von Hormonen irritiert unseren Organismus und kann zu langfristigen Dysfunktionen im Hormonhaushalt führen. Unser Hormonhaushalt ist ein System mit unzähligen Wechselwirkungen. Jedes Hormon wird durch die anderen beeinflusst. Daher führt das Hinzuführen von Hormonen zwangsläufig zu einer Beeinflussung des gesamten Systems. Die Aufklärung darüber, welche Folgen gerade bei Hashimoto-Patientinnen eintreten können ist gering. Gleiches gilt für das Wissen darüber, dass die Pille diesen Zustand auslösen kann.

Weit über 70 % der Frauen vertrauen ihr und nehmen sie regelmäßig ein. Vielleicht auch Sie. Sie ist klein und unscheinbar, doch Sie steckt voller Gefahren. Und so gibt es viele gute Gründe, die Pille nicht mehr zu nehmen. Gerade dann, wenn man mit chronischen Erkrankungen zu kämpfen hat. Denn meist blenden viele von uns die Nebenwirkungen schlichtweg aus. Wer wie Sie an Hashimoto erkrankt ist, sollte die Gründe gegen eine hormonelle Verhütung genau studieren und nicht geflissentlich überlesen.

Gründe die zum Nachdenken anregen sollten

- Es wird die körpereigene Hormonproduktion der Östrogen- und Progesteronbillung unterdrückt. Dafür wird der Körper mit chemischen und künstlichen Östrogenen und Progestinen förmlich überschwemmt. Ein hormonelles Ungleichgewicht entsteht und die eigene Hormonbildung zwangsläufig eingestellt. Auch wird die Gebärmutterschleimhaut ausgedünnt.
- Die Pille plündert weiträumig unsere körpereigenen Vorräte, die wir zum Leben brauchen. Zink, Aminosäure Tyrosin, wie auch Selen stehen dabei hoch im Kurs. Genau diese Nährstoffe benötigt die Schilddrüse, um einwandfrei ihren Dienst zu erweisen. Mit der Pille ist sie im wahrsten Sinne des Wortes auf Entzug.
- Knochenschwund und Osteoporose sind bei längerer Einnahme der Pille keine Seltenheit.
- Das Schlaganfallrisiko steigt und fördert die Bildung von Blutgerinnseln. Gerade Frauen, die zusätzlich noch Rauchen sind davon betroffen.
- Das immunologische Ungleichgewicht führt zu einer Art von Pseudo-Schwangerschaften.
- Die Pille verändert die gesunde Darmflora und bietet so Hefepilzen und pathogenen Organismen einen idealen Nährboden.
- Die extrem hohen Dosen an Östrogen, steigern die Aktivität von TGB und können die Schilddrüsenhormone senken.
- Leber-, Brust- und Eierstockkrebs können durch die

stetige Einnahme der Pille ausgelöst werden.

- Mit der Pille werden Autoimmunerkrankungen ausgelöst.
- Die Pille schränkt die Testosteronbildung ein und verhindert somit die Fähigkeit zum Muskelaufbau. Auch können Depressionen entstehen und die Libido beeinträchtigt werden.
- Viele Autoimmunerkrankungen hängen mit dem niedrigen DHEA Spiegel zusammen. DHEA wurde bei uns als Anti-Aging Hormon bekannt, die Pille kann somit zur vorzeitigen Alterung beitragen.
- Hashimoto-Patientinnen leiden bekannter Weise an einer Milchunverträglichkeit. Die inaktiven Füllstoffe der Pille enthalten aber Laktose und sind so nicht für jeden von uns gedacht.
- Wir werden der körpereigenen Vorräte beraubt und die Vorräte an Vitamin B12, und B6 sowie an Folsäure schwinden. Dieser Mangel kann eine Anämie wie auch Schäden am ungeborenen Kind und Depressionen auslösen.
- Selbst die Anziehungskraft und Vorlieben kann die Pille in der Partnerwahl verändern. Denn Hormone verändern unsere Wahrnehmung.
- Der L-Thyroxin Bedarf wird durch die Östrogendominanz der Pille im Wesentlichen gesteigert. Dies hat zur Folge, dass T3 und T4 nahezu wirkungslos im Körper werden und dies spiegelt sich im erhöhten TSH Wert wider.
- Die Pille ist zudem mit laufenden hohen Kosten verbunden. Und das Jahr ein, Jahr aus.

Somit gibt es Zusammenhänge zwischen dem Auftreten einer Östrogendominanz, dem Progesteron-Mangel, wie auch einer Hashimoto Thyreoiditis. Zudem entsteht durch die stetige Einnahme ein Mangel an Vitamin D, Selen und Zink. Dazu treten häufig Stimmungsschwankungen, Müdigkeit und Depressionen auf. Das körperliche wie auch seelische Gleichgewicht kommt durch die Pille stark ins Wanken. Denn dem Organismus werden lebenswichtige Bausteine entzogen und chemische Prozesse wiederum vorgegaukelt. Denn warum werden wir durch die Einnahme der Pille nicht schwanger?

Die Antwort ist simpel: Die Pille gaukelt dem weiblichen Körper vor, er sei schwanger. Dieser Zustand hält bei einer tatsächlichen Schwangerschaft jedoch niemals über Jahre hinweg an. Wenn wir die Pille nehmen laufen wir also mit einem ewig scheinschwangeren Körper herum und natürlich ist es verständlich, dass dieser Umstand eine erhebliche Irritation für unseren Hormonhaushalt darstellt.

Langfristig können sich durch die Einname der Pille sogar hormonabhängige Tumore oder Ovarialzysten bilden. Es ist kein Zufall, dass sind auch andere Schilddrüsenerkrankungen häufig in Zusammenhang mit der Einnahme der Pille stehen. Demzufolge entsteht eine ganzheitliche Auswirkung auf den Organismus und auf das gesamte Hormonsystem. Die Pille ist kein lebenswichtiges Medikament, sondern ein Verhütungsmittel, das bei längerer Einnahme lebensbedrohliche Auswirkungen mit sich bringen kann.

Wie kann ich mit Hashimoto verhüten?

Gerade mit der Autoimmunkrankheit Hashimoto-Thyreoiditis ist Verhütung ein wichtiges Thema. Am 18. Augst 1960 kam die erste Antibabypille in den USA auf den Markt. Ein Jahr später zog sie auch in Deutschland ein. Seit dieser Zeit ist sie nicht mehr wegzudenken und rezeptpflichtig in den Apotheken erhältlich. Wenn es möglich ist, sollten Sie mit einem chronisch kranken Hormonhaushalt hormonfrei verhüten. Die Einnahme zusätzlicher Hormone, kann ihren Hormonhaushalt weiter aus dem Lot bringen und birgt nebenbei noch viele weitere Risiken.

Wer auf die Pille als Verhütungsmittel nicht verzichten kann sollte einen Beratungstermin mit seinem Frauenarzt vereinbaren. Dieser kann über die verschiedenen auf dem Markt erhältlichen Pillen aufklären und ein sanftes Präparat aussuchen. Denn Pille ist nicht gleich Pille. Sie enthalten zwar alle den gleichen Schutz, aber die Dosierungen und Wirkstoffe sind unterschiedlich. Es gibt Hashimoto-Patientinnen die kommen sehr gut mit ihrer Pille klar, andere wiederum nicht. Doch auch, wenn das passende Präparat gefunden ist, sollten die Risiken immer im Auge behalten werden. Denn risikofrei ist bislang keine der auf dem Markt erhältlichen Pillen.

Mittlerweile gibt es hormonfreie Verhütungsmethoden auf dem Markt und auf diese sollten auch Sie gegebenenfalls zurückgreifen:

- Kupferspirale
- Kupferball

- Goldspirale
- cyclotest myWay
- Kondom
- Kupferkette

Beratend steht auch hierzu Ihr Gynäkologe zur Seite.

Ist mit Hashimoto ein Kinderwunsch möglich?

Gynäkologen überprüfen in der Regel bei einem Kinderwunsch die Schilddrüse nicht. Dies ist im Leistungskatalog der Krankenkassen auch nicht vorgesehen. Hier muss ein Endokrinologe zurate gezogen werden und der bringt dann die Tatsachen und Klarheit ans Licht. Wichtig in diesem Zusammenhang sind die freien Werte fT3 und fT4 und auch die Antikörper. Diese sind in einer Blutuntersuchung festzustellen. Diese sollten dann im mittleren bis maximal oberen Normbereich. Eine Gefahr der Überfunktion besteht dann im oberen Grenzbereich. Zudem kann die Sonografie, der Ultraschall, weiterhelfen. So kann das eventuell entzündete Gewebe festgestellt werden. Ziel einer jeden Hashimoto-Therapie ist ein ausgeglichener Stoffwechsel. Bei einem Kinderwunsch oder auch in der Schwangerschaft, dürften dann nur nebenwirkungsarme Medikamente zum Einsatz kommen. Nur die gibt es leider nicht. Auch eine wirkliche Leittherapie ist noch nicht vorhanden.

Steht ein Kinderwunsch an und besteht der Verdacht auf Hashimoto, so sollte eine engmaschige Zusammenarbeit mit dem Endokrinologen und dem Gynäkologen erfolgen. Daher müssen folgende Hormonwerte beim Frauenarzt überprüft werden:

- Prolaktin (manchmal erhöht)
- Östradiol (eher zu niedrig bei Hashimoto)
- Testosteron (manchmal erhöht),
- DHEA,
- Androstendion Progesteron (eher Progesteronmagel)

Bei einem Kinderwunsch geht es vorrangig um ein normales Hormonverhältnis an den Eierstöcken und der Schilddrüse. Nur so kann eine Frau dann auch schwanger werden. Hier müssen unter diesen Umständen, der Gynäkologe wie auch der Endokrinologe Hand in Hand arbeiten. Kommt es zu einer Schwangerschaft, sind normale Schilddrüsenwerte erforderlich, da sonst das Risiko für Frühwehen steigt. In regelmäßigen Abständen muss dann ein Kontrollverlauf der TSH, fT3 und fT4 stattfinden.

Auswirkungen von Stress auf

Hashimoto

Patienten mit einer Schilddrüsenerkrankung haben meist eine verminderte Stressresistenz. Das sehr sensible Organ Schilddrüse steht somit im Zusammenhang mit psychosozialem Stress und psychischen Erkrankungen. Das betrifft insbesondere die Autoimmunerkrankungen Morbus Basedow und Hashimoto-Thyreoiditis. Die Betroffenen leiden unter Stimmungsschwankungen, reagieren massiv auf Stress- Situationen und tendieren zu Erschöpfungszuständen.

Viele Betroffene berichten von wiederkehrenden Weinkrämpfen ohne angemessene Begründung. Sie reagieren überemotional auf Alltagssituationen und können sich häufig im selben Moment ihre eigene Überreaktion nicht erklären. Die Folgen sind wiederum soziale Probleme und Streitigkeiten, mit Freunden, Verwandten und dem Partner, die in eine Abwärtsspirale führen. Denn durch den anhaltenden Stress verschlechtert sich der Gesundheitszustand des Patienten was wiederum zu einer verringerten Stressresistenz führt.

Um diesem Stress aus dem Weg zu gehen sollten Sie ein paar wertvolle **Tipps** beherzigen:

✓ Fördern Sie Ihre Kreativität und suchen Sie sich ein

künstlerisches Hobby, das baut Stress ab.

✓ Gesund essen, heißt mehr Wohlbefinden und ein gutes Gefühl an sich. Halten Sie sich an Ihre Diät.

✓ Lernen Sie Nein zu sagen, das baut enorm Stress ab und hilft Ihnen, bei einem selbstbestimmten Leben.

✓ Bewegung und Sport bauen Stress ab, am besten an der frischen Luft.

✓ Ein Urlaub ist nicht nur gut für die Seele, es ist ein wahres Wohlfühlprogramm.

✓ Meditation und Yoga sind zwei Verbündete und geben Ihrer Seele eine Verschnaufpause.

✓ Schlaf ist nicht nur die beste Medizin, der gute Schlaf bremst auch den Stress besser aus.

✓ Nehmen Sie eine gezielte Medienpause ins Visier und gehen Sie öfters mal offline anstatt online. Niemand muss immer und überall erreichbar sein.

✓ Entspannen Sie mit einer Wellnessmassage und einem autogenen Training. Auch eine Muskelentspannung bewirkt mehr, als Sie denken.

✓ Gehen sie raus in die Natur und machen sich den Kopf so richtig frei. Gerade der Wald ist Balsam für die Seele.

✓ Setzen sie Prioritäten, seine Ziele zu kennen bedeutet, dass man sich weniger mit stresserfüllten Gedankenkonflikten auseinandersetzt.

✓ Pflegen Sie soziale Kontakte, das lässt den stressigen Alltag schnell vergessen. Denn dafür sind Freunde doch da. So fahren auch Sie Ihren Stresspegel wohlwollend runter und Körper und Seele bleiben im Lot.

Die Auswirkungen von Stress auf die Schilddrüse

Wer kennt sie nicht: Adrenalin, Noradrenalin und Cortisol. Die menschlichen Stresshormone, die lebenswichtige Funktionen in sich tragen. Denn sie schützen uns letztendlich vor Gefahren.

Doch Hormone beeinflussen sich immer gegenseitig, wie Sie in den vorangegangenen Kapiteln gelernt haben. Sie befinden sich in einer endlosen Wechselwirkungen. Dadurch führt nicht nur Hashimoto zu einer verminderten Stressresistenz, die Stresshormone führen auch zu einer Verschlimmerung der Symptomatik der Hashimoto-Thyreoiditis. Leider begünstigt Hashimoto auch die Entstehung einer Nebennierenschwäche, was zur Folge hat, dass Stress nicht mehr verarbeitet werden kann, weil die Ausschüttung von Stresshormonen fehlreguliert wird. Die menschlichen Stresshormone werden in der Nebenniere gebildet und regulieren unsere Stressreaktionen.

Stress ist nicht nur von einem Termin zum nächsten hetzen,

Stress hat heutzutage viele Gesichter. Der Verkehrsstau, Nahrungsunverträglichkeiten, finanzielle Probleme, Streit oder die Arbeitslosigkeit. Aber auch schwankende Blutzuckerwerte und chronische Infektionen. All das beinhaltet Stress. Treten dann Störungen der Nebenniere auf, kommen Schlafprobleme, Kopfschmerzen, Stimmungsschwankungen, Magengeschwüre, Heißhunger auf Süßes und die Müdigkeit hinzu. Ob chronisch anhaltender Stress oder der Stress an sich, der Körper befindet sich unter Stress in einer Dauerbelastung. Nicht immer ist man davor gewappnet und teilweise in diesem Dilemma wie gefangen.

Aufgaben und Funktionen des Stresshormons Cortisol

- Es reguliert den Stress und damit auch die Stressbewältigung
- Es unterdrückt das Immunsystem
- Der Blutzucker wird normalisiert und reguliert
- Es wirkt sich antientzündlich bei Insektenstichen, Verletzungen und auf Wunden aus

In diesem Zusammenhang ist es wichtig zu betrachten, dass die Nebenniere und die Schilddrüse in enger Zusammenarbeit stehen und sich gegenseitig stark beeinflussen. Die Nebenniere muss somit stark genug sein, um die metabolische Energie der Schilddrüse zu verkraften. Demzufolge sollte in diesem Zusammenhang immer erst die Nebenniere behandelt werden, wenn beide Organe geschwächt sind.

Oftmals sprechen wir bei Stress von einem Burnout-Syndrom. Doch meist steht dahinter nichts anderes als eine manifestierte Nebennierenschwäche, die uns begleitet. Meist wird aber genau dieses Problem nicht erkannt und demzufolge in die völlig falsche Richtung behandelt. Somit bleibt die Nebennierenschwäche im Verborgenen. Da der Cortisolgehalt im Blut zu Beginn noch nicht auffällig erscheint, gibt es für die Ärzte keinen Grund zum Handeln. Einfach wäre hier ein Cortisol-Speichel-Test, der wiederum Licht ins Dunkle bringt.

Welche Symptome treten in diesem Zusammenhang mit der Nebennierenschwäche auf?

- Verminderte Merkfähigkeit
- Ein niedriger Blutdruck mit einer Neigung zum Kollaps
- Schwindel und ein "Wattegefühl" im Kopf
- Schwierigkeiten morgens aufzustehen
- Sehr geringe Stresstoleranz
- Infektanfälligkeit
- Ausgeprägte und allgemeine Schwäche
- Energieloch am Morgen und Nachmittag Häufige Müdigkeit zwischen 21.00 und 22.00 Uhr
- Gewichtszunahme, speziell um die Taille herum
- Muskelschwäche
- Depressionen
- Stimmungsschwankungen
- Wundheilungsstörungen
- Salzhunger
- Frieren und niedrige Körpertemperatur
- Neigung zum Zittern

- Unterzuckerung
- Besseres Befinden, wenn der Stress endlich nachlässt
- abwechselnd Durchfall und Verstopfung
- Konzentrationsschwäche
- Verlust der Libido

Hinter all diesen Symptomen, kann eine Nebennierenschwäche stehen, die mit Hashimoto wechselwirkt. Viele dieser Symptome sind das Endergebnis von schwerem, akutem, exzessiven und chronischem Stress. Und die Tragik dabei ist die Unfähigkeit des Körpers diesen Stress als solches zu bewältigen. Ein Teufelskreis den gerade Hashimoto-Patienten kennen. Auch gesunde Menschen sind nicht immer stressresistent, aber besser in der Lage, diesen in den Griff zu bekommen. Hashimoto-Patienten wird dies buchstäblich aus der Hand genommen.

Schilddrüse und die Psyche

Stress kann wie ein Hurrikan sein. Man wird buchstäblich übermannt. Das kleine Organ mit dem großen Einfluss auf den Körper, nimmt sich der Psyche, dem Stoffwechsel, der Verdauung, dem Herz wie auch anderen organischen Vorgängen an. Auch die Gehirntätigkeit wird in erheblichen Maße beeinflusst und somit auch das seelische Gleichgewicht des Menschen. Daher wirft auch die Menschen mit Hashimoto, der Stress förmlich aus der Bahn. Sie haben keinen Anker und Rettungsring, der ihnen zur Hilfe kommt. Das Gleichgewicht ist aus dem Lot. Was andere als eine Art Herausforderung ansehen, ist für sie der Untergang. Das Spektrum ist vielseitig und das Leid groß. So ist auch die Lebensqualität stark eingeschränkt und das Umfeld der

Betroffenen kann wenig Verständnis für sie aufbringen, weil die verminderte Stressresistenz nicht akzeptiert wird. Und Stress hat leider auch sehr viele Freunde, wie Schlafstörungen, Verdauungsprobleme, die wie aus den nichts kommen und Herzrasen. Dazu gesellen sich noch unkontrollierte Schweißattacken. Für die einen mag Stress geradezu lächerlich sein, für die anderen ist Stress bereits mit Suizidgedanken behaftet.

Niemand sollte diese Symptome wie auch seine düsteren Gedanken, auf die leichte Schulter nehmen. Wer sich dem Stress nicht stellt, begibt sich in eine Abwärtsspirale. Je früher eingegriffen wird, desto besser sind die Heilungschancen. Patienten, die lange Zeit unbewusst mit Hashimoto gelebt haben sollten daher in vielen Fällen einen Psychologen aufsuchen, der ihnen zumindest in der Anfangszeit beisteht. Die Autoimmunkrankheit Hashimoto ist ein lebenslänglicher Prozess und man kann ihm nicht entfliehen. Etliche Alltagssituationen bringen die Betroffenen außer Rand und Band. Und dafür braucht sich wirklich niemand zu schämen. Bedenken Sie, Sie sind nicht alleine und es betrifft mehr Menschen als Sie denken. Nur versucht jeder für sich, auf seine Art und Weise damit umzugehen. Demzufolge ist auch niemand mit seiner Krankheit alleine. Die Schilddrüse wie auch die Nebennieren, müssen somit gerade bei Ihnen als Hashimoto-Patient ständig im Auge behalten werden. Denn Depressionen schleichen sich schneller ein, als man denkt.

Heilende Schritte für die Wurzel des Problems

Erreger und Parasiten eliminieren

Hashimoto ist eine Autoimmunkrankheit und der Darm ist der Hauptsitz des Immunsystems. Somit muss erst der Darm behandelt werden, der durch etliche Ursachen wie Medikamente, Stress, Darmparasiten, Viren, und einer falschen Ernährung zu leiden hatte. Das Ungleichgewicht bringt somit auch das Immunsystem ins Wanken. Eindringlinge verbreiten sich und der Darm macht auf Dauer schlapp. Gerade bei Autoimmunerkrankungen, sollte der Darm als erstes inspiziert werden. Seine Selbstheilungskräfte müssen durch das Entschlacken, wie auch Entgiften wieder angeregt werden.

Magen und Darm sanieren – Das fehlgeleitete Immunsystem beruhigen

Über die geschädigte Darmschleimhaut können Toxine und Stoffwechselprodukte wie auch Bakterien ungehindert in den Organismus wandern und dort ihr Unheil walten lassen. Teilweise treten dann aus unerklärlichen Gründen Nahrungsunverträglichkeiten auf. Dies hat zur Folge, dass Nährstoffe, aber auch Schilddrüsentabletten nicht richtig verwertet werden können. Rein natürliche Mittel können die Darmflora schnell und einfach wieder aufbauen. Hierzu eignen sich Flohsamenschalenpulver und Klinoptilolith-Zeolith. Es reinigt und entgiftet den Körper und somit im weiteren Sinne auch den Geist. So gewinnen die guten Darmbakterien wieder die Oberhand. Demzufolge ist eine Darmsanierung einfach und bringt wieder den Gleichklang mit sich. Essen Sie zudem gerade bei fehlender Magensäure

Rote Beete. Auch Pepsin, Kräuterbitter und Betaine HCI sind gut geeignet, um die Bildung der Magensäure zu unterstützen. Denn fehlende Magensäure ist bei Hashimoto ein weitverbreitetes Phänomen.

Die Nebenniere durch Stressabbau regenerieren

Eine langanhaltende durch eine Nebennierenschwäche verursachte Erschöpfung, wird häufig zunächst als Burnout fehldiagnostiziert. Im Speichel wird diese Nebennierenschwäche, mit einem Stressprofil aufgedeckt. Die fehlregulierte Cortisol- und Adrenalinausschüttung machen auf Dauer krank. Entwicklungstechnisch wurden sie nur für die Flucht und nicht als Dauerzustand ausgelegt. Doch Ärger im Beruf und mit dem Partner, Frust und Freizeitstress bringen uns häufiger als nötig in Stresssituationen für die wir nicht gemacht sind. Stellen Sie am besten von jetzt auf gleich Ihr Leben um. Ausreichend Schlaf und eine positive Einstellung zum Leben machen einen guten Anfang. Yoga und Pilates sind ein guter Ausgleich und hin und wieder sollten Sie sich eine Auszeit gönnen. Hierfür eignet sich ein Wellness-Urlaub, aber auch eine Wanderung in den Bergen kann wahre Wunder bewirken.

Warum gerade ich?

Diese Frage stellen sich viele Betroffene und eine pauschale

Antwort wird es dafür nicht geben.

Diese Frage stellen sich viele Betroffene einer chronischen Krankheit. Viele Wie- und Warum-Fragen tauchen auf und bringen aber kein Licht ins Dunkle. Hashimoto ist eine der häufigsten Autoimmunerkrankung und eine, die jeden von uns treffen kann. Die Diagnose Hashimoto-Thyreoiditis kommt für viele von jetzt auf gleich, dennoch hat sie sich schon lange bemerkbar gemacht und rückblickend wird die Ursache für so viele Dinge gefunden und es kommen neue Erkenntnisse hinzu, sobald die heilende Therapie beginnt.

Leider ist Hashimoto keine Erkältung, die man einfach und schnell diagnostizieren kann. Das komplexe Symptombild zeigt in viele Richtungen und viele Ärzte nehmen die diffusen Beschwerden nicht Ernst. Wenn das Wort das erste mal fällt hat die Krankheit bereits eine Blutspur hinterlassen. Wichtig ist jedoch, dass wir uns niemals selbst die Schuld für unsere Erkrankung geben.

Hashimoto kann jeden treffen, völlig unabhängig vom Lebensstil. Lassen Sie sich niemals für Ihre Krankheit verurteilen und halten Sie Abstand von Menschen, die diese nicht akzeptieren.

Schlusswort

Hashimoto-Thyreoiditis ist eine Krankheit mit unterschiedlichsten Auswirkungen. Sie ist eine Autoimmunerkrankung, die viele Symptome kennt, die manchmal schwer einzuordnen sind.

Auch Sie müssen sich umstellen und dieses Buch dient Ihnen als Wegweiser. Eine chronische Erkrankung, ein ganzes Leben lang, stellt einen vor so manche Herausforderungen und stellt so manches Mal das Leben auf den Kopf.

Doch lassen Sie den Kopf niemals hängen, denn, wie Sie jetzt wissen sollten, gibt es Mittel und Wege in ein beschwerdefreies Leben mit und trotz Hashimoto. Man muss die Krankheit an sich verstehen und deren Zusammenhänge begreifen.

Nicht nur die Schilddrüse ist von ihr betroffen, sondern sie nimmt einen ganzheitlich ein. Auch das Leben mit Hashimoto ist lebenswert, man muss nur wissen, wie.

Ich bedanke mich für Ihr Interesse und wünsche Ihnen alles Gute mit einer Krankheit, die Sie niemals vereinnahmen sollte.

Rechtliches

Auflage 2018
Autor: Maria Hansen
Projektkoordination und Covergestaltung: Pamina Kinski / Auf der Günne 51 /38165 Lehre
Satz und Gestaltung: Maria Hansen

38206467R00092

Printed in Poland
by Amazon Fulfillment
Poland Sp. z o.o., Wrocław